NUTRICIÓN INTEGRATIVA PARA TODA LA FAMILIA

SALUD, ESBELTEZ Y ENERGÍA EN 40 DÍAS

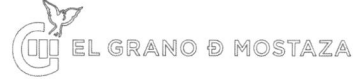

Título: Nutrición integrativa para toda la familia
Subtítulo: Salud, esbeltez y energía en 40 días
Autor: Blanca Galofré

Primera edición en España: octubre de 2018

© para la edición en España, El Grano de Mostaza Ediciones

Impreso en España
Depósito Legal: B 22021–2018
ISBN: 978–84–948739–7–3

El Grano de Mostaza Ediciones, S.L.
Carrer de Balmes 394, principal primera
08022 Barcelona, Spain
www.elgranodemostaza.com

«Cualquier forma de reproducción, distribución, comunicación pública o transformación de esta obra solo puede ser realizada con la autorización de sus titulares, salvo excepción prevista por la ley. Diríjase a CEDRO (Centro Español de Derechos Reprográficos) si necesita fotocopiar o escanear algún fragmento de esta obra («www.conlicencia.com»; 91 702 19 70/93 272 04 45)».

NUTRICIÓN INTEGRATIVA PARA TODA LA FAMILIA

SALUD, ESBELTEZ Y ENERGÍA EN 40 DÍAS

*Dedicado a mis hijas
Clara y Amelia*

ÍNDICE

PRÓLOGO 13

FASE 1. ALIMENTACIÓN SALUDABLE 17

NIÑ@S, ADOLESCENTES Y ANTIAGING
   1. LA ALIMENTACIÓN EN L@S NIÑ@S 41
      Hacer frente a un poderoso enemigo: el azúcar 43
      Alimentación en niñ@s pequeñ@s 49
      Alergia de l@s niñ@s a la fructosa 53
      Niñ@s con sobrepeso 54
      Niñ@s con baja talla 62
   2. ALIMENTACIÓN EN LOS ADOLESCENTES.........................63
      Ganarle la batalla a las hormonas con una buena alimentación 65
      Afición por la comida japonesa..70
   3. ALIMENTACIÓN ANTIAGING 73
      La menopausia y sus efectos...74
      Alimentos antiaging 75
      Dar espacio al ejercicio físico 77
      El ejercicio y la prevención de la osteoporosis......................79
      Socializar y vivir hacia el exterior 81
   + INTOLERANCIAS Y ALERGIAS ALIMENTARIAS......................85
      El gluten 86
      La leche y la intolerancia a la lactosa 91
      El azúcar, los edulcorantes y la fructosa................................97

FASE 2: ALIMENTACIÓN PARA ADELGAZAR..103
   1. DESINTOXICACIÓN Y DEPURACIÓN...107
      Primer período..108
      Segundo período..117
   2. CORRECCION ALIMENTARIA 125
   3. MANTENIMIENTO..131
      Algunos sabios consejos para toda la vida...........................137
   + ALIMENTACIÓN CONSCIENTE 143
      Alimentación consciente para el estrés 145
      La respiración consciente..148
      Pasear, ir a la playa, caminar descalzos...............................149
      Alimentación consciente para la ansiedad..........................150
      Alimentación consciente para los trastornos alimentarios ..153

FASE 3: ALIMENTACIÓN ENERGÉTICA..159
      Alimentos para cada estación 163
   1. PARA RENDIR EN EL ESTUDIO Y AFRONTAR EL TRABAJO.........169
      Propuesta de dieta para tener energía 170
   2. PARA COMPLEMENTAR EL DEPORTE 175
   3. HIGIENE DE VIDA 181
      Las radiaciones electromagnéticas 181
      Los contaminantes exógenos 183
         Conservantes, colorantes, edulcorantes.......................184
         Los pesticidas en frutas y verduras 186
      Una casa sana y segura 188
         Los materiales por evitar 189
         Cocinar los alimentos con seguridad 190
         Preparar productos de limpieza caseros y seguros......194
         Productos cosméticos sin pesticidas............................196
         Los aceites vegetales 197
   + HIGIENE DE SUEÑO..201
      Consejos para dormir mejor 203

ROMPIENDO MITOS 207
    El chocolate negro, un superalimento 207
    El mito del café 209
    El aceite de coco ¿es saludable? 211
    Otro gran mito: el plátano tampoco engorda 214
    El mito del huevo y el colesterol 216
    El aguacate y sus grasas beneficiosas 218
    ¿Mantequilla o margarina? 219
    Los frutos secos 221
    El agua con gas no es perjudicial 222

LOS NUEVOS ALIMENTOS –LOS TRENDY FOOD– 225
    El jengibre 225
    La cúrcuma 226
    Las algas marinas 226
    Té: Matcha, Mu, rojo chino Pu–erh, Rooibos 227
    La soja y sus derivados 228
    Sirope de arroz 229
    Elaborados de sésamo: gomasio, tahin, aceite de sésamo 229
    Proteínas vegetales: tofu, el tempeh, protina, seitán, azuki 231
    Kombucha y agua de kéfir 231
    Vegetales fermentados: las pickles, el kimchi 233
    El kéfir y el kéfir de coco 233
    Miso 235
    Kuzu 235
    Lotus 236
    Daikon 236
    Shitake 236
    Umeboshi 237
    Tekka 237
    El ajo negro 238
    Okra 238
    Aloe vera 239
    Psyllium 239

Semillas de chía 240
　　　Cereales más allá del arroz: avena, arroz, amaranto,
　　　alforfón, cebada, centeno, kamut, maíz, mijo,
　　　quínoa, Teff, trig, sorgo, copos de avena, cuscús, polenta,
　　　bulgur 240
　　　Los germinados 242

LAS DIETAS QUE ESCOGER 247
　　　El ayuno 248
　　　La dieta baja en FODMAP 251
　　　La dieta antiinflamatoria o del pH alcalino 252
　　　La dieta mediterránea 253
　　　La dieta vegana 254
　　　Las dietas evolutivas: paleo dieta, crudivorismo,
　　　dieta cetogénica 255
　　　La dieta macrobiótica–programa bienestar Blanca
　　　Galofré 257

LAS RECETAS PARA COCINAR EN CASA
(sin gluten, ni azúcar, ni leche de vaca) 259

AGRADECIMIENTOS 297

BIBLIOGRAFÍA Y BUENAS RECOMENDACIONES 299

PRÓLOGO

Mi trayectoria profesional dio un giro hace 25 años. Yo había estudiado empresariales y tenía un máster en fiscal, un buen trabajo en una empresa de gestión de patrimonios y mucho, mucho estrés. Con la intención de reconducir mi salud y por interés personal, comencé a estudiar diferentes disciplinas complementarias como naturopatía, acupuntura, homeopatía y reflexología. Lo cierto es que desde niña me había sentido siempre atraída por temas médicos y de dietas. Recordarán aquí muchas de mis amigas del colegio como les arrancaba los dientes para que el ratoncito Pérez les escondiera las monedas debajo de la almohada y como en la adolescencia ya las ponía a dieta. Me interesaban todos los temas relacionados con la nutrición, estudiaba las virtudes de los suplementos vitamínicos, me apasionaban los secretos de la fitoterapia, aunque nunca creí que esa pasión reconduciría mi vida.

Soy una buena estudiante, creo que la mente debe estar siempre abierta a aprender más y más. Fui ampliando mis estudios sobre terapias y nutrición y me atreví a dar consejos de cambios nutricionales a mis amigos, cuando estaban enfermos, con un resultado muy satisfactorio. Mi intuición me llevó a conocer y aplicar la cita de Hipócrates: "somos lo que comemos".

En esa época tuve a mis hijas, mis primeros conejillos de Indias. A la primera le puse, nada más nacer, unas gotas de flores de Bach en su lengua y le salieron ampollas pues llevaban alcohol –aprendí que de los errores se aprende–. Después en sus primeros biberones, añadí una perla de Omega 3 y algas espirulinas –con mejores resultados. En el segundo embarazo, mi madre enfermó y le sugerí acupuntura para mejorar los efectos secundarios de su tratamiento –y otras personas me llamaron para pedir consejo. Mi segunda hija nació y seguí estudiando y comencé a tratar más personas en mi tiempo libre.

Decidí abrir mi primera consulta. A partir de ahí, y gracias a la confianza que depositaron en mí mis amigos, mi familia, mis conocidos, fui aprendiendo y creciendo cada vez más en el mundo terapéutico y de la nutrición. Los estudios eran mi bagaje y me formé como Técnico Superior en Dietética y Nutrición, cursé un máster en nutrición celular y antiaging y después he ido incorporando la vertiente física de la salud, también la emocional, con el coaching nutricional y la psicoterapia. También abordé la parte energética aprendiendo técnicas como el biomagnetismo, esencias florales y cromoterapia, entre otras.

Puedo decir con orgullo que cuento con los conocimientos y la experiencia para tratar la persona desde un punto de vista integrativo. De hecho, ¡qué rápido pasa el tiempo!, ya llevo más de 20 años disfrutando con lo que empezó siendo una curiosidad y una afición y hoy se ha convertido en mi profesión y mi pasión.

La idea de este libro nació de la necesidad de actualizar el primer libro *Método 3. Operación adelgazar.* Actualizar y ampliar, pues aquí trato del tema de la alimentación para toda la familia, desde bebés, adolescentes, deportistas, antiaging, incluida la menopausia. En el campo del adelgazamiento hemos avanzado mucho estos últimos años y lo planteo, en este libro, con la visión de conseguir perder esos kilos de más para no volver a recuperarlos nunca. Pero mi gran objetivo es conseguir compartir con mis lectores, como lo hago en mi consulta, la necesidad de adoptar una alimentación saludable, energética y consciente.

También abordo multitud de cuestiones que cada día me fórmulan. ¿Qué diferencia hay entre la intolerancia al gluten y la celiaquía? ¿De dónde puedo obtener el calcio si elimino de mi dieta la leche? ¿Es tan peligroso como dicen el azúcar? ¿Hay algún edulcorante bueno para sustituir el azúcar? ¿Qué pasa con las radiaciones? ¿Cómo consigo dejar de picar entre horas? ¿Por qué me hincho? ¿Por qué me siento cansado o tengo ansiedad? ¿Cómo puedo abordar el estrés?

Hablo de dietas, explico las diferencias entre ellas y argumento los beneficios del ayuno y las distintas opciones para aplicarlo en nuestra vida cotidiana, incluso si estamos trabajando en exceso.

He incorporado en este libro dos capítulos novedosos: los falsos mitos y los nuevos alimentos. ¿El chocolate engorda? ¿Puedo comer plátanos? ¿Qué es el kimchi?, o ¿cómo preparar fermentados en casa?

El libro pretender ser una guía de comportamiento personal en el acto de alimentarnos, pero también de la actitud ante la vida, de concienciación y respeto hacia nuestro cuerpo y nuestra salud.

Y para completar las reflexiones y consejos, incluyo un conjunto de recetas saludables, sin gluten, ni lactosa, ni azúcar. ¡Para cocinar en casa con imaginación!

Blanca Galofré

FASE 1

ALIMENTACIÓN SALUDABLE

Alimentarse ya no es suficiente para estar bien y en forma. No se trata de ingerir calorías, hidratos de carbono, proteínas, grasas y vitaminas y creer que cada uno de estos elementos cumplirá a la perfección su tarea de proporcionarnos el "combustible" necesario para nuestra vida y crecimiento. Cada vez conocemos mejor las cualidades de cada alimento, hemos estudiado su interacción, que en algunos casos es negativa para nuestra salud, hemos avanzado en el conocimiento de nuevos alimentos saludables y, sobre todo, hemos aprendido que no existe una fórmula mágica para rebajar el peso o para mantenerlo en unos niveles óptimos.

Cuando hablo de alimentación saludable, lo hago a partir de una premisa: hay diversos factores que inciden en nuestra salud física y mental y por ello conviene trabajar desde el punto de vista integrativo. Importa saber qué tipo de vida tenemos, cómo comemos, cómo nos enfrentamos a las situaciones inesperadas, y en especial, conocer qué pretendemos con nuestra alimentación: bajar peso, mantener la silueta, generar energía para hacer deporte, estimular la vitalidad de nuestro cerebro, afrontar la menopausia, contribuir a la resolución de una enfermedad, abordar un embarazo y lactancia de un bebé y llevar un estilo de vida saludable.

Porque no hay una dieta milagro, no hay una fórmula única para conseguir nuestro objetivo. Pero sí hay una constatación: con una alimentación saludable y consciente alcanzaremos en un tiempo razonable el correcto funcionamiento de todos nuestros órganos y recobraremos el equilibrio no solo físico sino también emocional.

Como base de esta nueva forma de abordar nuestra salud integral propongo una alimentación antiinflamatoria, que proporciona más energía, disminuye la ansiedad y aporta más bienestar físico y mental. A nivel físico equilibra la flora intestinal, reduciendo la hinchazón y regulando el tránsito, lo que se traduce en una disminución de la incidencia de enfermar al aumentar el sistema inmune.

A nivel psíquico, los cambios alimentarios que propugno en este libro, orientados a eliminar las toxinas, nos aportan más energía y mayor capacidad de concentración.

Y sí, también conseguiremos estar más esbeltos. Lograremos formar parte de este grupo de personas, cada vez más extenso, que consiguen estar sanas, guapas y delgadas sin perder masa muscular y manteniendo un estado anímico, energético y mental equilibrado y lúcido.

En esta primera fase de mi libro, junto con la Doctora Martínez Cuadros, abordaremos la alimentación en los niños (los más vulnerables en nuestra sociedad), en los adolescentes (muy permeables a todas las "tentaciones" alimentarias no necesariamente saludables) y la alimentación antiaging (no esperar a cumplir los 80 para abordar con firmeza una forma de nutrición que se adapte a nuestra condición física y laboral variable).

La alimentación saludable e integrativa persigue justamente adecuar en el ámbito familiar una forma de vida y una filosofía del cuidado del cuerpo que empieza en la primera infancia y sigue hasta conseguir llegar a esta etapa de la vida en que el trabajo y la actividad física abandonan el estrés y la vorágine diaria.

Por ello, os presento, a continuación, algunos consejos válidos y aplicables a toda la familia y especialmente necesarios para los niños, los jóvenes y las personas mayores.

CONSEJO 1

REDUCIR, HASTA ELIMINAR, LOS ALIMENTOS PROCESADOS

Los alimentos procesados han invadido nuestras vidas: *snacks*, barritas dulces, bocadillos preparados, chuches, productos de las cadenas de comida rápida... forman parte de nuestro universo alimentario. Se ubican en las mejores posiciones en el supermercado, se encuentran fácilmente en bares y cafeterías, son asequibles de precio y altamente adictivos.

Los fabricantes de alimentos procesados hacen todo lo posible para encontrar la combinación perfecta de sal, azúcar, grasas y aromas adicionales para excitar el centro de recompensa del cerebro, asegurándose de esta manera que no podamos dejar de comerlos. La propia publicidad lo reconoce "si comes uno... ya no podrás parar".

La dependencia a los alimentos procesados es, en las sociedades más avanzadas económicamente, uno de los factores principales del aumento de las tasas de obesidad y enfermedades. Incluso muchas personas que llevan una alimentación saludable tienen problemas para mantenerse alejadas de ellos. ¿Quién puede decir no a una bolsa de *snacks*?

¿Por qué son tan adictivos los *snacks* y los alimentos procesados? Expertos nutricionistas afirman que el azúcar refinado es más adictivo que muchas drogas de síntesis, pero el azúcar no es el único culpable que causa adicción a la comida. Otra parte se deriva por la forma en que los fabricantes de alimentos combinan diferentes sabores y texturas para producir productos realmente adictivos. Esta ciencia no se utiliza únicamente en los chips, galletas y refrescos, sino en TODOS los alimentos procesados, desde los condimentos hasta las salsas envasadas.

Si somos conscientes de ello, quizás querremos ponerle freno, especialmente en el consumo de este tipo de productos en los niños, hasta llegar a eliminarlos sustituyendo estos pequeños "objetos" de placer gustativo por alimentos más sanos y adecuados.

Una de las estrategias más eficaces para eliminar los antojos de azúcar es el ayuno intermitente (hablaremos del ayuno en un capítulo más adelante), junto con modificaciones en la alimentación que deben ayudar efectivamente a restablecer el metabolismo del cuerpo para quemar grasa en lugar de azúcar como combustible principal.

Sustituir los alimentos procesados por la comida casera, elaborada con ingredientes enteros es la forma ideal de garantizar una nutrición óptima. Esto eliminará la mayoría de los azúcares refinados, fructosa procesada, conservantes, colorantes, otros productos químicos y muchos ingredientes adictivos.

Una dieta equilibrada permitirá que nuestro cuerpo dependa menos del azúcar y más de la grasa como su combustible principal, así que debemos comer suficientes grasas saludables. Como resultado ya no tendremos deseos por los alimentos azucarados para convertirlos en energía.

Los elementos clave para una alimentación saludable orientada a ayudar a eliminar los antojos de comida basura son las siguientes:

¿CÓMO ELIMINAR LOS ANTOJOS?

1. Evitar el azúcar refinado, la fructosa procesada, los cereales procesados y los alimentos procesados. Aunque resulte difícil, a los 20 días se consigue cambiar un hábito.
2. Comer una dieta saludable de alimentos sin procesar, idealmente orgánica, y sustituir los carbohidratos refinados por alimentos ricos en grasas saludables de alta calidad. Algunas fuentes son los aceites de primera presión en frío de semillas o de frutos secos, como el de pepita de uva, sésamo, lino, girasol y nuez entre otros, el aguacate, la mantequilla de leche cruda, los frutos secos sin salar ni tostar, las aceitunas y las grasas de pescados azules como la anchoa, la sardina, el salmón salvaje y la trucha.
3. También aconsejo tomar suplementos altos en grasas de tipo omega–3 como el aceite de kril. Soy altamente partidaria de comer grandes cantidades de vegetales orgánicos de buena calidad cultivados localmente en el km 0 e idealmente cultivados en casa.
4. Y finalmente, añadir a la dieta una cantidad moderada de proteínas de buena calidad (carnes de animales criados orgánicamente, animales de pastoreo o huevos ecológicos).

CONSEJO 2

ELIMINAR LAS BEBIDAS AZUCARADAS Y CON GAS Y LOS PRODUCTOS "LIGHT"

Las bebidas azucaradas y los refrescos con gas crean adicción. Cuando los consumimos, nuestro cuerpo aumenta la producción de dopamina, estimulante de los centros de placer del cerebro (a riesgo de parecer exagerada les puedo decir que esa es una respuesta físicamente equivalente a la que produce la heroína). Consumir este tipo de bebidas se ha relacionado con la obesidad, diabetes, enfermedades cardíacas y renales, daño hepático, osteoporosis y el reflujo gástrico.

Un error muy común es pensar que los refrescos "light", "diet" u otras bebidas endulzadas artificialmente, que aseguran no contener azúcar, son mejores. En realidad, pueden causar el mismo o un mayor daño al metabolismo y a la salud, al igual que los refrescos endulzados con azúcar, según han demostrado numerosas investigaciones. Muchas personas creen que consumir productos "cero" o "light" o "diet" es garantía de un peso saludable. Cuando la realidad es que el hecho de tener menos calorías, menos azúcar o menos grasa, no significa ser mejor que otro con todas ellas. Lo importante es la calidad de los ingredientes.

Debemos tener siempre presente que el azúcar refinado es un factor debilitante para nuestro organismo y unido a una mala alimentación puede predisponernos a sufrir desequilibrios. El azúcar refinado, a través de procesos químicos múltiples, es el producto que se obtiene después de eliminar de la caña de azúcar o de la remolacha, toda la fibra y las proteínas, las cuales forman el 90% del total de la planta natural. ¿Qué nos queda entonces?

Un delicioso libro, bajo el título de *Sugar blues,* de William Dufti, cuenta a través de historias personales y anécdotas, mezcladas con estudios y datos científicos, el origen, la dependencia económica, la degeneración metabólica y otras realidades que esconde el azúcar refinado. Y concluye con un consejo tajante: no deberíamos consumir azúcar refinado.

Recomiendo adoptar el hábito de tomar bebidas saludables, tales como agua mineral, infusiones, caldos, sopas y tisanas y zumos naturales.

> **ATENCIÓN.** Casi todos los alimentos procesados son, en cierta medida, diseñados para tener un alto factor de "antojo", y es muy difícil encontrar productos que no contengan grandes cantidades de azúcar adictivo y carbohidratos.

CONSEJO 3

CONSUMIR MAYOR CANTIDAD DE FIBRA

En las dietas y el cuidado de la alimentación, desgraciadamente también hay modas. Y hace unos años lo más "in" en alimentación era el consejo de consumir fibra. De una forma estricta y casi sectaria, si no organizabas tu dieta exclusivamente a base de productos con fibra, estabas condenado a la extinción. Hoy se sabe que un exceso de fibra también puede ser tan perjudicial como su ausencia total. Fibra, ¿sí o no? Esta no es ciertamente la cuestión, lo importante, y un elemento al que prestar atención, es el TIPO de fibra.

¿Qué es la fibra? La fibra es un tipo de carbohidrato que proviene de alimentos de origen vegetal: frutas, vegetales, granos, nueces y leguminosas. El cuerpo no puede asimilar la fibra y por tanto no puede ser digerida, pero es indispensable para nuestra salud y para mantener un peso adecuado.

Los alimentos que contienen fibra ocupan más espacio que los alimentos que no la tienen y por ello producen una sensación de saciedad más duradera, muy conveniente para las personas que desean perder peso, pues no sienten el impulso de comer tan acuciante. Hay estudios que demuestran que las personas que comen más fibra tienden a ser más delgadas y son menos propensas a aumentar de peso con el tiempo.

¿Fibra soluble e insoluble? Además de ayudar a controlar el peso, la fibra contribuye a otros procesos beneficiosos también en función si es *soluble* o *insoluble*.

En el estómago **la *fibra soluble*** se disuelve en el agua de los alimentos y en los jugos digestivos y se convierte en un líquido viscoso o gel. Este gel puede atrapar ciertos componentes alimenticios y hacer que sean menos disponibles para la absorción. En particular, la fibra soluble interfiere algo con la absorción de grasas y azúcares y puede ayudar a reducir el colesterol y a disminuir la absorción de azúcar. Comer fibra soluble ayuda a mantener los niveles de azúcar en la sangre estables, lo cual es útil para las personas diabéticas. Puede provocar más gases que la fibra insoluble porque fermenta en el colón.

¿QUÉ ALIMENTOS APORTAN LA FIBRA SOLUBLE?
- Legumbres
- Cereales
- Nabo
- Aguacate
- Zanahoria
- Calabacín
- Calabaza
- Espárrago
- Patata
- Soja
- Avena
- Cebada
- Judías
- Batata sin piel
- Naranja
- Pomelo
- Pera con piel
- Melocotón con piel
- Nectarina con piel

También entre la fibra natural soluble tenemos alimentos "fructooligosacáridos (FOS), compuestos de dos azúcares (glucosa y fructosa). Se encuentran en muchas verduras y actúan como sustrato para la microflora en el intestino grueso, aumentando la salud del tracto intestinal.

> ALIMENTOS FOS CON FIBRA SOLUBLE
> - Alcachofa
> - Espárragos
> - Cebada
> - Puerro
> - Cebolla
> - Plátano

La fibra insoluble, por otra parte, absorbe mucha agua, se hincha y se expande en el aparato digestivo, aumenta los movimientos de los intestinos y ayuda a desalojar las heces. Comer fibra insoluble es un método muy eficaz y preventivo para el estreñimiento y otros trastornos digestivos como el síndrome del intestino irritable.

> LOS ALIMENTOS QUE CONTIENEN FIBRA INSOLUBLE SON
> - Salvado
> - Trigo integral
> - Brócoli
> - Guisantes partidos secos
> - Guisantes
> - Coles de Bruselas
> - Semillas de lino
> - Semillas de chía
> - Manzana
> - Papaya
> - Dátil
> - Higo
> - Ciruela pasa

Está probado que tener una alimentación alta en fibra ayuda a reducir el riesgo de algunas enfermedades crónicas más comunes, incluyendo la diabetes, las enfermedades cardíacas y el cáncer, sobre todo de colon. Aumentar el consumo de fibra en el hogar se consigue consumiendo una mayor cantidad de vegetales, frutos secos y semillas (no granos). Si queremos incrementar el consumo habitual de fibra, y podemos porque nuestro sistema digestivo lo tolera, la encontraremos también en la cáscara entera de psyllium, al igual que en el germinado de girasol y en los vegetales fermentados; estos últimos esencialmente son fibras precargadas con bacterias beneficiosas. Otras excelentes fuentes de fibra son las semillas de linaza, cáñamo y chía.

¿Cómo cubrir las necesidades diarias de fibra? Recomiendo tomar unos 30–35 gramos de fibra al día, una cantidad pequeña pero portadora de grandes beneficios. Un tercio de la fibra necesaria se obtiene de comer las cinco porciones recomendadas de verduras y de fruta (no sirven los zumos) cada día. Otro tercio lo proporciona tomar cuatro porciones de granos enteros. Y se completa el último tercio con tres o cuatro porciones de frutos secos, semillas o leguminosas.

> **NO OLVIDAR.** Al consumir fibra debemos beber más durante el día y sobre todo en las comidas. Los cereales y leguminosas (judías, lentejas, garbanzos) pueden provocar estreñimiento, problemas digestivos y dolor intestinal si no se bebe suficiente agua para facilitar su tránsito en el intestino.
>
> Una forma ideal de ingerirlos es tomar sopas de verduras a las que añadiremos lentejas, judías o incluso quínoa.

CONSEJO 4

HACER ALGÚN TIPO DE DIETA INTERMITENTEMENTE

Algunas nuevas corrientes dietéticas apuntan a que un factor de estilo de vida que fomenta no solamente la obesidad, sino también muchos procesos de enfermedades crónicas, es el hecho de que comemos con demasiada frecuencia. Si comemos durante todo el día y no omitimos ningún alimento, nuestro cuerpo se adapta a quemar azúcares como su principal fuente de energía, azúcares que regulan descendentemente las enzimas que utilizan y queman la grasa almacenada. Además, diferentes investigaciones han confirmado que muchos procesos biológicos de reparación y rejuvenecimiento ocurren en ausencia de alimento, y esta es otra razón por la cual comer durante todo el día desencadena enfermedades.

En pocas palabras, nuestro cuerpo fue diseñado ya desde sus orígenes para:

a) funcionar con grasas, como su principal fuente de energía, y

b) pasar por ciclos, a través de períodos de festines y hambrunas.

Hoy en día, la mayoría de las personas hacen todo lo contrario.

Por ello no solo es conveniente, también es sano, que nuestro cuerpo pase hambre, no como fórmula habitual pero sí en cortos períodos de tiempo.

En un capítulo posterior citamos diferentes tipos de dietas: ayuno, cetogénica, paleo dieta, macrobiótica, vegana, zumos y sopas (cold–pres), por citar algunas entre las que escoger. Adoptar alguna de ellas, dependiendo de nuestras condiciones de vida, nos ayuda a resituar a nuestro sistema digestivo y a recuperar un cierto equilibrio nutricional.

> **ATENCIÓN.** Las sociedades desarrolladas están sobrealimentadas, a excepción de graves carencias nutricionales en algunos colectivos vulnerables. Nuestro cuerpo agradecerá algún tipo de dieta intermitente para ayudar a nuestros órganos a recuperar su equilibrio.

CONSEJO 5

DORMIR OCHO HORAS CADA NOCHE

¿Cuántas horas de sueño son las realmente necesarias? Todos los especialistas en la materia apuntan a la necesidad de dormir entre 7 y 8 horas cada día y dormirlas bien, en condiciones propicias para el descanso total. La falta de sueño tiene el mismo efecto sobre el sistema inmunológico que el estrés o una enfermedad física, lo que ayuda a explicar por qué la falta de sueño está vinculada a un mayor riesgo de numerosas enfermedades crónicas.

También, el sueño está intrínsecamente ligado a importantes niveles hormonales, incluyendo la melatonina —un potente antioxidante con una excelente actividad anticancerígena—. La falta de sueño disminuye la producción de melatonina y en consecuencia aumenta el riesgo de padecer algún tipo de cáncer.

Pero además, estudios realizados por diferentes investigadores, indican que aumentar las horas de sueño podría contribuir a la disminución del consumo de alimentos azucarados y a la toma de mejores decisiones nutricionales. Así, constatan estos estudios, las personas con más horas dormidas llegan a reducir hasta 10 gramos diarios su ingesta de azúcares libres. Y también concluyen que las personas que duermen un promedio de 6,3 horas tienen un mayor riesgo de sufrir obesidad, en comparación con las **7,2 horas dormidas por aquellos que mantienen un peso corporal más saludable.**

Un pequeño cambio en nuestro estilo de vida –dormir más y mejor– es suficiente para favorecer que las personas tengan una dieta más saludable y prevenir enfermedades cardiovasculares y metabólicas. Hacer pequeños ajustes en la rutina diaria y área de dormir podrían ser un gran avance para asegurar dormir ininterrumpidamente y tener un sueño reparador, y por lo tanto, una mejor salud.

En un próximo capítulo hablaré de la terapia del sueño, pero ya avanzo que, por ejemplo, dormir en total oscuridad es un factor importante, pues simplemente estar expuestos a una luz, aunque sea tenue, cuando dormimos podría tener efectos adversos sobre la función cerebral y la cognición.

Otras pautas muy fáciles de adoptar: no tomar café o productos con cafeína a partir de media tarde, evitar las cenas copiosas pero también el ir hambriento a la cama, así como establecer rutinas de relajación previas a conciliar el sueño.

> **ATENCIÓN.** Hacer la siesta no exime de dormir ocho horas por la noche para obtener los beneficios inherentes a un descanso completo.

CONSEJO 6

PRACTICAR ALGÚN TIPO DE EJERCICIO FÍSICO

Creo que no exagero en absoluto cuando me hago eco de la afirmación de que más de 10.000 estudios publicados confirman que "permanecer sentado es un factor de riesgo independiente de enfermedades y muerte prematura". De hecho, la inactividad conlleva un riesgo de mortalidad similar al del tabaquismo.

Es importante entender que nuestro cuerpo está diseñado para estar en movimiento casi continuamente durante el día. Por ello una recomendación, apta para todas las edades, es la que me lleva a proponerles establecer la meta de realizar de 7.000 a 10.000 pasos diarios (que representan apenas más de 6 a 9 kilómetros). Eso sí, caminar de forma adecuada al nivel y al ritmo de cada uno.

Los niños, seguramente en su actividad escolar, juegos en el patio y vida cotidiana ya cumplen este objetivo. Los jóvenes, especialmente si practican algún deporte en grupo o en solitario y en sus traslados a pie por la ciudad, también obtienen su dosis de ejercicio, y es solo en las edades más adultas cuando nos encontramos con personas sedentarias que no realizan ningún tipo de ejercicio físico. Andar, simplemente caminar, a un ritmo más fuerte si se tienen las condiciones físicas adecuadas, o a ritmo de paseo, cuando las articulaciones duelen, podría ser un gran avance para mantener el cuerpo en mejores condiciones físicas, relegando la vida sedentaria.

Esto debe ir más allá de cualquier régimen de ejercicio que posiblemente practiquemos. Además, no sirve la excusa de tener un trabajo sedentario de oficina. Nos podemos proponer levantarnos cada cierto tiempo y caminar un poco para desentumecer las articulaciones, usar las escaleras en vez del ascensor, andar por la ciudad en vez de coger el metro o el bus en la parada más cercana. ¿Por qué creen ustedes que es tan beneficioso para las personas mayores tener un perro como animal de compañía? Porque además del afecto desinteresado y fiel que obtenemos de los animales de compañía, cuidar ese animal y responsabilizarnos de él, "obliga", alienta y propicia salir a la calle a pasearlos.

Mantenerse en movimiento de forma regular y consistente aporta calidad de vida no solamente a nivel físico, también mental. Evidentemente, practicar algún deporte, ir al gimnasio, hacer ejercicio libre, es absolutamente aconsejable para todas aquellas personas que gozan de buena salud, siempre en la medida en que no se convierta en una obsesión que modifique nuestros hábitos sociales y alimenticios.

> **ATENCIÓN.** Dormir y caminar son dos consejos "baratos" y fácilmente asumibles. Caminar para mantener nuestro cuerpo en movimiento y nuestro corazón en forma. El ritmo dependerá del estado físico de cada uno de nosotros. Dormir para permitir a nuestro cerebro y nuestros órganos "resetear" el desgaste físico y psíquico cotidiano. Ocho horas de sueño deberían ser sagradas para todos.

CONSEJO 7

MIMAR LOS INTESTINOS, SON NUESTRO SEGUNDO CEREBRO

El proceso digestivo parece simple desde una perspectiva superficial. Pone un alimento en la boca, lo mastica y lo traga. Después el cuerpo descompone ese alimento convirtiéndolo en componentes que el cuerpo puede utilizar y absorber. Cualquier sobra es excretada en forma de residuo.

Sin embargo, en realidad, la digestión es un proceso complejo que puede verse afectado por un gran número de factores, desde no masticar el alimento lo suficiente hasta la falta de enzimas, ácido estomacal o el balance adecuado de microbios para digerir su alimento apropiadamente y absorber sus nutrientes.

Los alimentos que consumimos también pueden reforzar o dañar nuestra salud digestiva, con los alimentos altamente procesados, genéticamente modificados y ricos en azúcar entre los más dañinos.

Los intestinos son muy sensibles a las reacciones químicas que se producen en su interior, pudiendo llegar a condicionar nuestras emociones y nuestra conducta. Insisto siempre, hasta hacerme pesada con mis pacientes, en el papel crucial del sistema digestivo en el desarrollo de enfermedades, alergias, patologías cutáneas, malnutrición, en sus efectos sobre el sistema inmunitario y también en los trastornos nerviosos.

Nuevos estudios en nutrición afirman que los intestinos se erigen en nuestro segundo cerebro y las recientes investigaciones sobre los microorganismos que tenemos en el intestino —conocidos como microbiota intestinal— parecen indicar una cierta capacidad de condicionar la conducta humana. Al parecer se ha confirmado que la ausencia de flora bacteriana (en ratones, es cierto) tiene un impacto en todo el cuerpo incluido el cerebro. También se relacionan los cambios de flora intestinal con cambios en el apetito o en el estado anímico de las personas. Así que ¿por qué no concederles un cierto crédito a estas investigaciones y cuidar nuestros intestinos para evitar que puedan tener una incidencia negativa en nuestra conducta?

Podemos mejorar la digestión con el aporte de enzimas digestivas, con la estimulación de jugos gástricos ingiriendo alimentos ácidos y también con remedios muy efectivos para restaurar la flora intestinal mediante probióticos, especialmente necesarios tras haber tomado antibióticos.

Me gustaría hacer hincapié en algunas actitudes y medidas, muy fáciles de aplicar, para tener unos intestinos en buenas condiciones, unos consejos para la buena salud intestinal.

1. Antes de las comidas: preparar la digestión

- Unos diez minutos antes es aconsejable tomar alimentos amargos y ácidos: un vaso de agua con limón, una infusión de jengibre, jengibre fermentado, dos o tres pepinillos, rábanos, alimentos amargos como un hoja de endivia, un bastoncito de apio, una hoja de albahaca o de estragón fresco. También sirven los complementos alimentarios o las enzimas digestivas, e incluso una cucharadita de vinagre (preferiblemente vinagre de manzana).
- "Saborear" las comidas con otros sentidos; la vista o el olfato.
- Añadir hierbas frescas digestivas a los platos, como el cilantro, el eneldo, la menta o la albahaca.

2. En la mesa: sin prisas

- Tomar conciencia del acto de comer, considerarlo un momento especial, de pausa, de relax.
- Cortar los alimentos en trozos pequeños para alargar el tiempo de comer, quizás usar palillos chinos para comer más despacio.
- Darse tiempo de respirar.
- No poner todos los platos en la mesa, llevar uno al terminar el primero.

- Intentar no beber en exceso durante la comida.
- Tomar alimentos que aporten enzimas para "cortar" los alimentos en partículas más pequeñas: jengibre encurtido, un bol pequeño de miso, papaya o piña o unas verduras lacto fermentadas.

3. Al acabar: ayudar a digerir

- Hacer una breve pausa y respirar profundamente durante unos minutos antes de volver al trabajo.
- Tomar infusiones de hierbas y de especias para favorecer la digestión, mucho mejor que un café. Las más indicadas: manzanilla, menta, regaliz, verbena, anís estrellado o semillas de comino.
- Beber suficiente, en función de la pérdida de líquidos y, por tanto, de la sed –agua, infusiones, caldos– hasta la siguiente comida.
- Evitar tumbarse en el sofá inmediatamente después de comer. Y si no podemos prescindir de este momento de descanso, hacerlo sobre el lado derecho y a ser posible aplicando una fuente de calor, como un saquito caliente de semillas o una bolsa de agua caliente.

DOS RECETAS DE INFUSIONES DIGESTIVAS Y AROMÁTICAS

Bebida de jengibre, eneldo y limón
250 ml de agua hirviendo
1 ramita de eneldo
¼ de limón ecológico cortado en rodajas finas
12 g de raíz pelada de jengibre y cortada en rodajas finas

Bebida de anís estrellado e hinojo
250 ml de agua hirviendo
¼ de hinojo
3 estrellas de anís

Mantenernos saludables depende en gran medida de un correcto funcionamiento del intestino y por ello reponer la flora intestinal es de vital importancia. Cuando no nos alimentamos correctamente, el resultado es una flora intestinal agredida y maltratada.

Los mejores aliados para reponer la flora intestinal son los:

- Alimentos probióticos naturales, entre ellos el kéfir y las verduras lacto fermentadas.
- Una cura de probióticos en forma de suplemento (en comprimidos o en polvo) para aportar cepas de bacterias beneficiosas para la flora intestinal.
- Alimentos prebióticos, para alimentar las cepas de bacterias beneficiosas.
- Alimentos ricos en fibra soluble e insoluble.
- Beber agua, especialmente entre las comidas.

De la necesidad de comer alimentos ricos en fibra soluble e insoluble ya he hablado anteriormente y también de la imperiosidad de beber mucha agua, especialmente entre las comidas. Ahora vamos a zambullirnos en este mundo de las enzimas, los probióticos y los prebióticos, esos grandes desconocidos todavía para muchas personas, y sin embargo portadores de enormes beneficios para nuestra salud.

¿Qué son las enzimas? Las enzimas son proteínas, que se producen en las células —en particular, en las glándulas endocrinas y en el páncreas— y contribuyen a las reacciones químicas del sistema digestivo. Son catalizadores biológicos, necesarios en la fase digestiva. Nuestro cuerpo fabrica sus propias enzimas pero es conveniente aportar mayores cantidades de enzimas mediante la alimentación, especialmente antes y durante las comidas.

Como en todos los temas alimenticios, hay una corriente radical que se inclina por la dieta crudívora, es decir, ingerir todos los alimentos crudos. Yo soy más partidaria de cocinar, aunque sea un poco, los alimentos, como máximo a 45 °C, o consumirlos en zumo y beberlos inmediatamente.

> **LOS DIEZ ALIMENTOS MÁS RICOS EN ENZIMAS**
> - Papaya
> - Piña
> - Mango
> - Plátano
> - Kiwi
> - Limón
> - Verduras lactofermentadas
> - Aguacate
> - Semillas de fenogreco
> - Semillas de anís

Y si vamos a un restaurante y no tenemos a mano unos pepinillos en vinagre o unas rodajas de piña antes de empezar las comidas, siempre podemos tener a mano en el bolso un frasquito con algunos trozos de papaya o jengibre deshidratados o también enzimas digestivas en comprimidos o bolitas de umeboshi.

¿Son tan milagrosos como dicen los **probióticos?** ¿**Qué son exactamente los probióticos?** En una frase corta y concisa, los probióticos son las bacterias buenas del intestino, es decir, gran cantidad de microorganismos vivos con los que convivimos. En realidad, en el intestino hay cien mil millones, con más de mil tipos de bacterias y levaduras. Ese hábitat de la flora intestinal puede verse alterado en el frágil equilibrio de los microorganismos, en algunos casos tras sufrir una enfermedad, tomar antibióticos, un tratamiento de quimioterapia o una simple gastroenteritis.

Cuando eso ocurre, cuando intuimos o sufrimos una flora intestinal alterada, es conveniente "resembrar" los probióticos naturales que se han debilitado con otros probióticos en comprimidos o en polvo. Su función es aportar nuevas cepas de bacterias intestinales para recuperar los beneficios de gozar de una flora intestinal sana.

Los probióticos son productos que encontraremos en farmacias, parafarmacias o establecimientos dietéticos, aunque poco a poco se van introduciendo también en los supermercados, especialmente aquellos que tienen una conciencia alimenticia de alto valor añadido con productos naturales y ecológicos.

No es conveniente consumir cualquier probiótico al azar, pues para producirlos se utilizan diferentes bacterias benignas y cada una de ellas, cada familia de bacterias tiene su propia función y aporta distintos beneficios. Por ejemplo, el *Lactobacillus casei* produce la enzima lactasa, indicada para digerir la lactosa (el azúcar de la leche). El *Lactobacillus acidophilus* y el *Bifidobacterium lactis* son muy beneficiosos como complemento a un tratamiento convencional de las úlceras. ¿Les suenan estas palabras: *casei inmunitas,* bífidos, lactobacilos? Están presentes en la publicidad de muchos productos lácteos. También encontramos el *Lactobacillus gasseri,* para contribuir a una pérdida de esos kilos de más.

Pero si realmente quiere proteger su equilibrio intestinal con los productos probióticos, es mejor acudir a un nutricionista o dietista, para seguir un tratamiento, o un farmacéutico, para algún aporte puntual, pues ellos son los que pueden indicar las cepas adecuadas a la necesidad de cada uno.

Los beneficios de una cura de probióticos y de vitaminas y minerales y oligoelementos se perciben al cabo de uno o dos meses de consumirlos a diario. El probiótico se toma con un vaso de agua antes de acostarse o por la mañana, en ayunas, al menos 20 minutos antes de desayunar.

El kéfir es un probiótico natural, conocido y utilizado por los pueblos nómadas desde hace siglos. **¿De dónde proviene el kéfir?** La fermentación de la leche de cabra o de oveja produce unos gránulos, una masa viva que sirve como base para elaborar el kéfir, con un sabor característico agridulce, levemente gaseosa y de bajo contenido alcohólico.

PREPARAR AGUA DE KÉFIR EN CASA

Ingredientes:
3 cucharadas de nódulos de kéfir de agua
3 cucharadas de azúcar moreno
1 higo seco (o una ciruela pasa)
½ limón bien limpio
1 litro de agua mineral

Preparación:
1–Introducir los nódulos de kéfir y el resto de ingredientes en un recipiente de un litro y medio de capacidad y tapar.
2–Dejar fermentar 2 o 3 días.
3–Cuando esté listo, exprimir bien el limón y retirar el higo (o la ciruela pasa).
4–Colar el líquido, que ya está listo para tomar.
5– Lavar los nódulos bajo un chorro de agua fría, lavar el frasco y se puede volver a empezar.

En casa podemos hacer kéfir a partir de leche o de fruta (kéfir de agua), pero debemos tomar ciertas precauciones, especialmente extremar la higiene: es imprescindible esterilizar el recipiente donde se pondrá el kéfir antes de empezar, utilizar siempre agua mineral embotellada y nunca usar utensilios metálicos, es preferible el plástico o el cristal. La razón la encontramos en la "muerte" de las bacterias vivas cuando entran en contacto con el metal.

> **ALERTA. ¿Cómo y cuándo tomar los probióticos?**
>
> **¿Cuándo?** Los probióticos se destruyen por la acidez del estómago cerrado, es decir, mientras está produciendo mucho jugo gástrico (rico en ácido clorhídrico) para la digestión de los alimentos. Así que **es muy importante tomar los probióticos cuando el estómago está vacío o, dicho de otra manera, al levantarse por la mañana.** En ese momento, el nivel de pH del estómago es prácticamente neutro y el píloro está abierto.
>
> **¿Cómo?** La forma perfecta de tomar probióticos es **diluyendo el producto en polvo en un vaso de agua templada a unos 35 ºC** (para reavivar las bacterias, sin matarlas por el agua muy fría o muy caliente), y después beber el contenido, que directamente pasará al intestino a través del píloro abierto.

> **LOS BENEFICIOS DE LOS PROBIÓTICOS**
>
> - Protegen el equilibrio intestinal.
> - Favorecen los problemas digestivos, mejorando el estreñimiento y la diarrea.
> - Refuerzan la barrera de protección de los intestinos.
> - Impiden que las bacterias patógenas destruyan a las beneficiosas.

¿Probióticos y prebióticos es lo mismo? ¿Qué son los prebióticos? Los prebióticos son elementos naturales indigestos de los que se nutren las bacterias intestinales benignas. Son glúcidos (o hidratos de carbono) favorecedores del crecimiento y la actividad protectora de las bacterias beneficiosas que viven en el intestino grueso. Los podríamos llamar los superalimentos de la flora intestinal.

Los prebióticos consiguen pasar por el intestino delgado sin ser digeridos y al llegar al intestino grueso estimulan la proliferación de bacterias benignas nutriéndolas. En su tarea de mantener el equilibrio de la flora intestinal y combatir las bacterias patógenas, liberan una gran cantidad de agua, especialmente favorable a una mejor consistencia de las heces.

Podemos encontrar prebióticos en las verduras, las frutas, los cereales y la leche materna. Para preservar todas sus virtudes nutritivas, los alimentos prebióticos deben consumirse preferentemente crudos o cocinados a baja temperatura.

LISTA DE ALIMENTOS PREBIÓTICOS

- Alcachofa
- Ajo
- Cebolla
- Puerro (especialmente las hojas)
- Espárrago
- Chirivía
- Endivia
- Plátano
- Brócoli
- Cebollino
- Col lombarda
- Chalota
- Cúrcuma
- Tupinambo
- Jengibre
- Pepitas de calabaza
- Remolacha
- Tomate
- Miel
- Salsifi
- Trigo integral, semillas enteras de avena o de centeno
- Diente de león
- Achicoria

ATENCIÓN. Hay una clara diferencia entre probióticos y prebióticos.

Los probióticos son microorganismos vivos que viven en nuestro organismo, formando parte de la flora intestinal. Al añadirse como suplemento en la dieta, afectan beneficiosamente al desarrollo de la flora en el intestino.

Por el contrario, **los prebióticos son sustancias no orgánicas,** que nutren y favorecen el desarrollo de los probióticos del sistema digestivo para que puedan desarrollarse (es decir, su alimento).

NIÑ@S, ADOLESCENTES Y ANTIAGING

1 – LA ALIMENTACIÓN EN L@S NIÑ@S

L@s niñ@s aprenden de los padres cómo comer y qué comer. Los hábitos alimenticios saludables de los padres harán que ellos también adquieran hábitos saludables y, por lo tanto, sean adultos saludables. Debemos perseguir un objetivo: disfrutar de las comidas con nuestros hij@s.

Alimentos saludables son los alimentos vivos, y la muestra de que son alimentos vivos es que se marchitan y se descomponen, Las patatas fritas, los panecillos y las hamburguesas de comida rápida, tardan mucho más tiempo en descomponerse, señal de que es una comida procesada a la que se han incorporado aditivos y conservantes, no siempre inocuos para la salud. **Los alimentos procesados** contienen muchos ingredientes potencialmente peligrosos, muchos suelen contener glutamato monosódico para darles un sabor más bueno y adictivo, otros contienen jarabe de maíz de alta fructosa (los encontramos en los refrescos y los cereales de desayuno) o aceites refinados (como el de maíz o de soja en las patatas fritas de bolsa y los *snacks*).

El cambio de estado de ánimo e incluso la depresión o irritabilidad en l@s niñ@s, muchas veces es el resultado de una alimentación rica en alimentos procesados. La mayor concentración de serotonina, relacionada con el control del estado de ánimo (depresión o irritabilidad) se encuentra en los intestinos y no en el cerebro. De hecho, el intestino y el cerebro trabajan en conjunto y uno tiene influencia en el otro. Por eso, la salud intestinal puede tener una gran influencia en la salud mental y viceversa. Los alimentos procesados pueden dañar la salud intestinal y actuar sobre el estado de ánimo, la salud psicológica y el comportamiento.

El camino más sencillo es centrarse en los alimentos enteros, es decir, aquellos sin procesar o sin alterar su estado original, cultivados sin uso de aditivos químicos, pesticidas y fertilizantes. Evidentemente, esto requiere invertir más tiempo en la cocina para cocinar comidas frescas y saludables con estos alimentos enteros. Pero el beneficio es extraordinario, **comiendo juntos, en familia, l@s hij@s recibirán la nutrición adecuada durante los años más importantes de su desarrollo y, a la vez, adquirirán el gusto por los alimentos frescos para toda la vida.** Los nutricionistas estamos de acuerdo en esta afirmación: *"la exposición repetida genera preferencias de gusto rápidamente. Si los padres no han enseñado a sus hij@s a tomar comida saludable, entonces est@s niñ@s probablemente creerán que la comida basura es buena para ellos, ya que tiene muy buen sabor".*

Comer en familia, despacio, masticando bien y con alimentos saludables más de tres veces a la semana, aumenta las probabilidades de estar dentro del rango de peso saludable. Hacer una mejor elección con respecto a los alimentos es tener menos probabilidades de desarrollar trastornos de alimentación.

Además, l@s niñ@s deben comer a sus horas para mantener el combustible necesario para su desarrollo de forma regular. También es importante un sueño regular y de alta calidad y jugar libremente.

Las proporciones de comida para l@s niñ@s deben ser pequeñas, sobre todo en l@s niñ@s de corta edad. Si tienen más hambre, ellos mismos pedirán más comida. En l@s niñ@s más pequeños, la base de la alimentación es la leche materna o de fórmulas si no puede ser la materna.

CONSEJOS

- **Alimentos saludables en casa:** asegurarnos de tener en casa varias opciones de alimentos saludables y apetecibles. Tener variedad para que puedan probar diferentes alimentos, frutas y verduras. Persistir en los esfuerzos, l@s niñ@s no siempre están dispuestos a probar cosas nuevas de inmediato.
- **Evitar o eliminar al máximo la comida rápida,** bollería y, si comen fuera, elige fruta en lugar de bollería o pollo en vez de *fast food*.
- **Leer los ingredientes de los alimentos.** Además de la fecha de caducidad, los ingredientes y la forma de conservación, saber interpretar la información nutricional: las kcal por porción, los macronutrientes, las grasas (SAT, INSAT, TRANS), los azúcares, la fibra, los aditivos) y la sal. (Es importante no superar 1 g de sal por cada 100 g o 100 ml de alimento, y lo ideal es 0,25 g.).
- **Fomentar que l@s niñ@s nos acompañen** a comprar las frutas y verduras y que escojan las que deseen probar.
- **Recordar que las proteínas saludables son:** pescado, huevos eco, pollo eco, legumbres, frutos secos. **Los cereales y panes** deben ser de calidad, integrales y, sobre todo, que sean de levadura madre y fermentación lenta.
- **Utilizar la parrilla o plancha,** vapor, hervidos, horno y cocciones lentas y evitar fritos y rebozados.
- **Beber agua** en lugar de bebidas azucaradas.
- **Preparar un desayuno saludable** como parte de la rutina de la mañana.
- **No presionar** a los niñ@s a comer todo.
- **Hacer al menos una comida al día,** toda la familia junta.
- **Propiciar la actividad física,** juego y deporte.
- **Asegurar un sueño regular** y de alta calidad.

Hacer frente a un poderoso enemigo: el azúcar

El azúcar es el mayor peligro después de las grasas saturadas, pero no todas, ya que algunas las necesitamos para el buen funcionamiento del organismo. Hay que eliminar las grasas contenidas en productos industriales o procesados. Por ello debemos saber leer las etiquetas e interpretar correctamente lo que contienen. Por ejemplo: en los yogures de sabores, con 15–18 gramos de azúcar por 125 ml, debemos saber que equivale a 4 cucharadas de azúcar. Los cereales para el desayuno contienen un 40% en azúcares, aportados por el jarabe de maíz. También lo encontramos en galletas, leches para bebés de más de un año, bollería, zumos y refrescos. Recordar que la cantidad de azúcar máxima recomendada es de 25 g al día.

Es una obligación de los padres educar el paladar de nuestr@s hij@s para ir reduciendo las cantidades de azúcar en su/nuestra dieta. No es tarea fácil, lo sé. Para reducir el azúcar, primero "debemos querer" y, después "tener paciencia". Como estamos acostumbrados a los sabores dulces (café con azúcar, yogures edulcorados, galletas, chocolate con leche) el primer paso será reducir el umbral del dulzor que tenemos tan alto debido a los alimentos procesados con potenciadores del sabor. Un cambio radical no es aconsejable ya que puede hacer que no nos sepan bien y los rechacemos, debemos hacerlo de forma paulatina e ir acostumbrando poco a poco a nuestro paladar. Así podemos empezar por:

— Tomar fruta masticada en vez de zumo, y agua en vez de refrescos y zumos.

— Los *smoothies* no pueden estar presentes cada día y cuando se tomen hay que añadir semillas trituradas que aportan fibra. Sustituiremos el azúcar por frutas desecadas (pasas, ciruelas, orejones, dátiles). También podemos poner canela, anís estrellado, vainilla, coco rallado y cacao. Otra opción es usar zumo de lima o de limón. Así vamos reduciendo poco a poco el aporte de azúcar.

— Con los refrescos, ir reduciendo la cantidad que se toma el día o a la semana y beber otro tipo de líquido, como infusiones o agua con limón y jengibre.

— Con el chocolate, cambiar chocolate con leche por chocolate negro de 70%, luego de 85%, y 90%.

— Sustituir las galletas por el pan con chocolate de toda la vida (chocolate negro).

–Sustituir los cereales para el desayuno por copos de avena o cereales integrales sin azúcar.

– Abandonar los chocolates solubles para la leche, primero pasando a marcas con azúcar reducido, para seguir después mezclando con cacao puro hasta eliminar de nuestra despensa el chocolate azucarado.

– Los yogures no deben ser ni azucarados, ni de sabores ni de frutas. Añadir fruta fresca, canela, vainilla, pasas, ciruelas, o poner un poco de azúcar de caña integral (PANELA) e ir reduciendo hasta lograr eliminar también el azúcar de caña.

Propongo algunas fórmulas de desayunos, tentempiés y comidas y cenas saludables, especialmente pensadas para l@s niñ@s.

Desayunos saludables. En ellos no deben faltar:

– Los cereales. Descartar cereales azucarados, en vez de estos escoger entre:

- Copos de avena integrales.
- Pan integral de levadura madre.
- Mijo, arroz, quínoa hinchada o en copos.
- Granola casera (ver receta en este capítulo).
- Muesli integral.
- *Corn flakes* (como última opción).

– Una fruta entera (para que la mastiquen, no en zumo) o una bebida vegetal.
– Una proteína (atún, pavo, jamón de bellota o huevos) o un lácteo, tipo yogur o requesón.

Estos son algunos buenos ejemplos de combinaciones de cereales, frutas y proteínas para unos desayunos saludables:

- Bocadillo de tomate con atún y aceitunas o con pavo.
- Bocadillo vegetal: tomate, aguacate y germinados.

— Yogur con copos de avena y fruta troceada o con pasas, orejones, dátiles, ciruelas y/o semillas.
— Leche vegetal con cacao, a la que se le añaden copos de arroz, quínoa hinchada (popitas) y semillas o muesli integral.
— *Porridge* de avena con fruta seca y semillas (ver receta más adelante).
— Tostada de pan de levadura madre con mantequilla de frutos secos y plátano.
— Zumo de frutas con frutas troceadas, semillas y una cucharada de muesli integral.

A media mañana y media tarde (a escoger)

— Pan de levadura madre con paté vegetal, con pavo o con huevo.
— Fruta y frutos secos (un puñadito y en niños más mayores).
— Yogur bebido sin azúcar, si no ha tomado en casa.
— *Smoothy* vegetal con semillas (llevar en una botellita).

Al mediodía (si l@s niñ@s no comen en el colegio)

Siempre deben estar presentes las ensaladas y/o las verduras (al vapor, hervidas, salteadas, al horno o en purés) en mayor o menor medida.
Legumbres, quínoa, arroz o pasta integral, espelta o cualquier otro cereal y proteína animal de calidad.
De postre pueden tomar algo de fruta, compota de fruta o gelatina.
(Si los niños comen en el colegio conviene tener el menú semanal que toman allí, para compensar en casa y equilibrar su alimentación).

Para cenar

En principio, cada día algún tipo de verdura, caldos o sopas con fideos de arroz o espelta más una proteína animal de calidad sobre todo pescado o huevo.
Evitar los rebozados y fritos.

Algún día podemos preparar una pizza casera con harina integral o de espelta, trigo sarraceno, quínoa, legumbres o hacer la base con coliflor (ver receta), con tomate también casero y queso vegano o algo de mozzarella.

Otra opción es una tostada de pan de levadura madre con tomate y jamón de bellota o con tortilla francesa, de un huevo y una clara.

GRANOLA

Ingredientes *(Para llenar 2 botes de 1litro)*
– 700 gr. de copos de avena
– 175 gr. de copos de quínoa
– 175 gr. de mijo inflado
– 175 gr. de almendras crudas troceadas
– 175 gr. de anacardos crudos troceados
– 87 gr. de coco rallado sin azúcar
– 2 cucharadas soperas de semillas de lino
– ½ cucharadita de sal del Himalaya
– 1 cucharadita de canela
– 260 gr. de azúcar de coco
– 2 cucharadas soperas de agua
– 260 gr. de aceite de coco

Preparación
1 – Precalentar el horno a 120 ºC.
2 – Combinar los ingredientes secos, excepto el azúcar de coco, en un bol grande.
3 – En un cazo pequeño, mezclar el azúcar de coco con 2 cucharadas de agua y cocinar a fuego muy lento hasta que el azúcar se disuelva. Remover constantemente para que el azúcar no se queme.
4 – Apagar el fuego. En caso que el aceite de coco esté solidificado, añadirlo al cazo y remover con una espátula hasta que se deshaga.
5– Añadir el azúcar líquido y el aceite de coco al bol de los ingredientes secos. Remover hasta que quede bien mezclado.
6 –Extender la mezcla sobre una bandeja con papel de horno en una capa uniforme y sin huecos. Es preferible utilizar una con bordes altos para que no se desborde la granola.
7 – Cocinar en el horno durante 45 minutos. Luego, utilizar una espátula grande (o el método "vuelta de tortilla") para darle la vuelta, con cuidado de que no se quiebre demasiado. Meter al horno durante otros 20 minutos.
8 – Dejar enfriar antes de comerlo o almacenarlo. Es preferible guardar en botes de cristal herméticos para una mejor conservación.

Alimentación en niñ@s pequeñ@s

En los primeros años de vida, la alimentación debe ser variada y equilibrada, adaptada a los gustos del niñ@ y empleando, a ser posible, alimentos locales y de temporada.

Ninguna comida debería estar prohibida, excepto si se padece alguna alergia o intolerancia. Pueden, incluso, comer chocolate de vez en cuando pero intentar que los zumos, chucherías y hamburguesas no entren en su alimentación (sin prohibiciones estrictas, pues ya se sabe que lo prohibido es objeto de deseo).

Lo ideal hasta los 6 meses es la lactancia materna. Después, pueden tomar cualquier alimento saludable a base de:

– Cereales (pan, arroz, avena) consumidos también por el resto de la familia. Se aconseja no añadir los cereales al biberón pues aumenta el riesgo de sobrepeso. Es preferible introducirlos en el desayuno, con cuchara, porque así requieren más tiempo de comida y demuestran mejor si han saciado su apetito.

– Fruta, teniendo en cuenta que algunas son más adecuadas que otras por tener menor riesgo de desarrollar alergias. Primero empezaremos con manzanas, peras, plátanos, naranjas y mandarinas y ya más adelante introduciremos otras frutas, como el kiwi, las fresas, el melocotón, los albaricoques o las frutas del bosque, que pueden causar algún problema de alergia. Los pediatras aconsejan esperar a los 12 o los 15– 18 meses para darlas a un bebé. Si el niñ@ no acepta bien la fruta cruda, por la textura o porque es más dura, una opción es prepararla cocinada, por ejemplo manzana o pera hervida o al horno, e ir probando con la forma cruda hasta que le guste el sabor.

– En cuanto a las verduras y las hortalizas, las primeras serán tubérculos (patata, boniato), judía verde, calabacín, puerro, calabaza, un poco más tarde zanahorias y coliflor. Tanto la fruta como la verdura debemos incorporarla a los menús de los más pequeños gradualmente y en pequeñas cantidades, un par de cucharadas por ejemplo, dando siempre prioridad a la leche materna o de fórmula en su defecto.

— Respecto a los cereales con gluten (trigo, centeno, avena) lo mejor es retrasar su entrada y al principio darlo en pequeñas cantidades.

— Para las papillas para niñ@s, las mejores son las hechas en casa, las papillas de cereales "sin azúcar añadido" ya llevan el azúcar que necesita para todo el día.

— Los frutos secos y las semillas no trituradas pueden ser peligrosos por el atragantamiento, lo mejor es esperar a los cuatro años y siempre con precaución.

— A partir del año se puede integrar en la mesa con toda la familia de forma progresiva. Tocar y jugar con la comida es una necesidad para los más pequeños y es la mejor forma de aprender. Debemos incentivar que coma solo, aunque se ensucie.

— A partir de los 2 o 3 años pueden empezar a ayudar en la compra y preparación de la comida (lavando verdura, mezclando macedonia o preparando un bocadillo).

— Hay unos alimentos desaconsejados para niñ@s menores de un año: sal, azúcar, miel, frutos secos enteros, lácteos desnatados, y algunos pescados como pez espada, marlín, atún, gambas y langostinos.

Hay tres alimentos que no pueden faltar en la nutrición infantil, cuando ya han superado esta primera etapa de descubrimiento y aprendizaje de una alimentación sana: las frutas y verduras, los lácteos y el pescado.

— **Frutas y verduras–** Potenciar de una manera muy sustancial el consumo de fruta y verdura. Solo de este modo el niñ@ tendrá los aportes necesarios de vitaminas tan importante como la A, la B y la C.

— **Los productos lácteos–** Los productos lácteos son necesarios en los primeros años, si no existen alergias ni problemas digestivos. El aporte de calcio es imprescindible para un buen desarrollo de los huesos. Insisto especialmente en este punto, pues los productos lácteos son muy importantes en la nutrición de l@s niñ@s, siempre que no presenten ningún tipo de intolerancia a la lactosa. L@s niñ@s con muchos mocos y con asma o eccemas, quizás deberían consultar con un médico y hacer pruebas para saber si existe una intolerancia a la proteína láctea. En caso de sufrir un proceso infeccioso con mucosidad es importante tomar muchos líquidos, principalmente agua y eliminar los lácteos de vaca.

Pero los lácteos, especialmente el yogur, no son el único alimento que aporta buenas cantidades de calcio. También lo encontramos en:

– Las semillas. El sésamo es el alimento más rico en calcio. Se puede espolvorear triturado en las papillas, ensaladas y verduras.
– Frutos secos: almendras, nueces, avellanas. Los higos secos.
– Los cereales integrales (trigo, arroz, avena, mijo, que además son fuentes de silicio).
– El pescado (sardinas, boquerón salmón, entre otros), las ostras, las almejas, los langostinos y otros crustáceos son muy ricos en calcio de buena biodisponibiidad.
– Las legumbres, las castañas, las naranjas, las judías verdes, el perejil y el ruibarbo, el brócoli, la col. Además, la col y su familia son excelentes cicatrizantes de la mucosa gástrica.
– La soja, en todas sus variedades y siempre de origen bio (en grano, preparada como tofu, en bebida vegetal), aunque no está recomendada en niñ@s ni en personas con problemas de tiroides.

– El pescado– El pescado tampoco debería faltar, ya que aporta algunos nutrientes, como por ejemplo el fósforo, que es fundamental para el desarrollo óptimo del cerebro. Primero se debe iniciar la introducción del pescado blanco y a partir de los 18 meses ya pueden consumir pescado azul (salmón salvaje, sardinas). El marisco también se puede consumir a esa edad, pero si hay antecedentes familiares de alergia es preferible retrasar su incorporación a la dieta hasta los 2 o 3 años.

Añadiría también la necesidad de integrar cotidianamente las legumbres en la alimentación de los más pequeños. Tengo una especial predilección por los garbanzos, una fuente de proteínas y de fibra, que favorece las funciones correctas del intestino y la ausencia de estreñimiento y parásitos intestinales. Además, presentan bajos niveles de grasas saturadas. También nos aportan hidratos de carbono complejos de absorción lenta. Su beneficio es que la glucosa se asimila de manera gradual, por lo que sus niveles en sangre no se desequilibran y generan una energía constante. Una dieta sana y equilibrada debe contar con este alimento.

Una forma deliciosa de comer legumbres es el hummus, que podemos elaborar en casa con garbanzos, agua, cebolla, aceite de oliva virgen extra, tajín blanco, sal, ajo en polvo y concentrado de limón. El resultado es una especie de paté que podemos servir con tostadas.

HUMMUS

Ingredientes:
½ kilo de garbanzos
Un chorrito de aceite de sésamo (puede ser de oliva, pero queda mejor con sésamo)
2 dientes de ajo (a los que se extraerá el corazón o se escaldará, para evitar que repita)
Un chorrito de zumo de limón
½ cucharada de comino
Sal y pimentón
Tahín (opcional)

Preparación
Mezclar en el vaso de la batidora los garbanzos junto con los dientes de ajo pelados, la sal y el comino. Triturar.
Añadir el zumo de limón y el aceite de sésamo (o de oliva) hasta obtener un puré cremoso.
Se puede servir añadiendo un chorrito de aceite y un poco de pimentón por encima.
Acompañar de pan de pita.

¿Mi hijo come suficiente? Esta es una pregunta que me hacen muchas madres, que se angustian ante el temor de no alimentar convenientemente a sus hijos. Las necesidades de los niños entre los 6 meses y los dos años son muy variables de uno a otro y de un día a otro.

Debemos aceptar que todos los niños acaban comiendo lo que precisan para su crecimiento, aunque cada uno lo hace a su ritmo.

Pero si hay algo importante es no sobrealimentar a un niñ@ que no quiere comer más, tampoco premiarle con comida –normalmente estas gratificaciones consisten en alimentos azucarados o procesados– y evidentemente, bajo ningún concepto debería ser la comida un objeto para "castigar" al niño por alguna acción punible. La comida siempre debe considerarse como un alimento necesario y cuanto más sana y más equilibrada sea, mejor para el niñ@, y nunca una "moneda de cambio".

Alergia de l@s niñ@s a la fructosa

He citado anteriormente la imperiosa necesidad de comer frutas en los primeros años de vida, y a lo largo de toda ella, como parte de una dieta saludable. Sin embargo conviene estar atentos a dos problemas que pueden padecer en relación con el consumo de fruta y miel, y a los cuales se debe poner remedio lo antes posible. Me refiero a la intolerancia a la fructosa, que puede ser hereditaria y debe diagnosticarse correctamente, y también otro trastorno conocido como "malabsorción de fructosa".

La intolerancia hereditaria a la fructosa (IHF) en l@s niñ@s es una enfermedad producida por la ausencia de una enzima que transforma el azúcar contenido en la fruta y la miel. Esta alteración genética impide que la fructosa se sintetice de la forma adecuada acumulándose en hígado, riñones o intestino. Los primeros síntomas que aparecen después del consumo de un alimento con este tipo de azúcar, cuando un niñ@ es intolerante a la fructosa, son el dolor abdominal y vómitos, que pueden acabar derivando en una hipoglucemia severa. Es poco frecuente pero, si no es tratada, puede tener graves consecuencias. Sin embargo, el diagnóstico y tratamiento tempranos evitan las consecuencias del defecto y permiten una buena calidad de vida a l@s niñ@s afectados.

El tratamiento es básicamente preventivo. Se debe controlar la alimentación del niñ@ para evitar la ingesta de fruta o miel. Asimismo, deberán evitar otro tipo de azúcares como la sacarosa o el sorbitol. Tener en cuenta que al erradicar la fruta de la dieta del niñ@, también se está suprimiendo la mayor fuente de vitamina C, necesaria para el correcto desarrollo infantil, por lo cual se recomienda suplementar la ausencia de este nutriente.

Por otra parte, la malabsorción de la fructosa es una enfermedad más común que la intolerancia hereditaria a la fructosa, y se da, aproximadamente, en un 30% de la población mundial. En este caso, son las células intestinales las que no son capaces de absorber de forma completa la fructosa, provocando en el niñ@, dolor abdominal, gases, diarreas o náuseas. Exige control y restricción del consumo de fruta, miel, leche condensada, helados, yogur de sabores y también de algunas verduras (como las judías verdes, la soja, las lentejas, los garbanzos, los espárragos, el tomate o el puerro).

Niñ@s con sobrepeso

En nuestras sociedades industrializadas e hiper desarrolladas uno de los problemas más preocupantes son l@s niñ@s con obesidad o sobrepeso. Diversos factores inciden en esta realidad y dos de ellos son muy poderosos: una alimentación procesada repleta de azúcares, de grasas saturadas y trans, y los hábitos más sedentarios, adoptados a raíz de la afición a las nuevas tecnologías.

Nadie puede negar que hoy en día, l@s chic@s están sometidos a un puro estrés insulínico a causa de la dieta. A todas horas se realiza una dieta combinada compuesta por leche, chocolate, yogur de frutas, kebab o pizza, además de gran cantidad de zumos de frutas, supuestamente sanos. Con ese alto nivel insulínico siempre sienten apetito, sobre todo de azúcar y grasa, y toman más alimentos de los que realmente necesitan y en consecuencia engordan.

La elección de los alimentos por parte de los padres para preparar una dieta equilibrada para toda la familia y la realización de ejercicio diario nos puede ayudar en esta tarea. Seguir las pautas marcadas anteriormente ayudará en la regulación de la alimentación de l@s niñ@s con sobrepeso.

Debemos ser muy conscientes de cuidar especialmente la alimentación de los bebés. Lo ideal es la lactancia materna hasta los 6 meses y luego ir introduciendo otros alimentos poco a poco, pero debemos estar muy alerta.

> **ATENCIÓN**
> Si alimentamos a nuestros bebés con leche, papillas comerciales, potitos y zumos de frutas industriales estamos dando a nuestros hijos cantidades enormes de azúcar además de aditivos y les habituaremos a la apetencia de alimentos dulces

Otra causa de sobrepeso es que muchos padres tienen que atender a múltiples tareas laborales y domésticas y resulta más cómodo ofrecer comida rápida. Se empieza con una bollería para la merienda y cereales súper refinados y azucarados para el desayuno, si es que desayunan, y luego pasan a la comida preparada como *nuggets,* croquetas o pasta con tomate procesado para terminar con alguna chuche como premio. Un día tras otro con esta dinámica acaba convirtiéndose en una mala costumbre, ya que estas comidas son muy atractivas por su aspecto y adictivas por su sabor además de su facilidad en preparar, pero no lleva los nutrientes ni las vitaminas necesarias para que l@s niñ@s crezcan sanos.

También debemos cuidar de no sobrealimentarlos. Hay padres tan preocupados por ver comer a sus hijos, que les dan cantidades mayores de las que necesitan, sin controlar los azúcares y grasas de mala calidad que llevan y que solo sirven para engordar.

Con un niñ@ con problemas de obesidad o sobrepeso es imprescindible prestar una especial atención a su alimentación y promover en ellos el ejercicio físico y el deporte, como la base para unos hábitos saludables y beneficiosos para su crecimiento. La actividad física es esencial para el crecimiento y la salud. Muchas familias por falta de tiempo o comodidad, dejan a l@s niñ@s delante del televisor, el ordenador o los videojuegos toda la tarde, en vez de llevarlos al parque o hacer cualquier actividad al aire libre o deporte.

En otro ámbito, unas buenas horas de sueño son un factor de vital importancia para prevenir la obesidad. Hoy en día, sobretodo en la adolescencia, cada vez más personas duermen menos horas, lo que conlleva a que tengan más oportunidad y más tiempo para comer por la noche. La falta de sueño produce un aumento de la liberación de grealina y una disminución en la liberación de leptina, dos hormonas implicadas en la regulación de la ingesta, lo que produce un aumento del apetito y del hambre. La falta de horas de sueño también aumenta la fatiga diurna y la actividad física se ve disminuida así, y por tanto aumenta el tiempo invertido en actividades sedentarias, como ver la televisión, estar con el ordenador...

En referencia a la alimentación, ya he hablado de las pautas generales, pero quiero destacar algunos aspectos imprescindibles, empezando con promover una dieta variada y equilibrada, y siguiendo con:

– Integrar proteínas vegetales (legumbres) y de origen animal (pollo bio, huevos bio, pescado y ternera de pastoreo).
– Eliminar las grasas trans y procesados.
– Consumir 5 raciones diarias entre frutas y verduras.
– Eliminar o reducir al máximo dulces y golosinas.
– Disminuir la sal.
– Beber suficiente cantidad de agua, evitando los refrescos y los zumos industriales.
– Preparar un desayuno completo para aumentar el rendimiento escolar y prevenir el consumo de alimentos poco apropiados a media mañana (especialmente bollería).

Alimentos que evitar en el desayuno de los niños

El desayuno es igual de importante que el resto de comidas, y tiene que estar, por tanto, igual de equilibrado. Debería incluir una cantidad proporcional de hidratos de carbono grasas y proteínas.

Lo cierto es que hay algunos alimentos que tomamos para desayunar, creyendo que son saludables, pero no lo son en absoluto. Veamos los alimentos que evitar en el desayuno:

Zumos– No me refiero exclusivamente a los zumos procesados, que están terminantemente prohibidos, sino al clásico zumo de naranja matutino sagrado en muchos hogares. Al licuar la fruta, se pierde su fibra (no las vitaminas), por ello es mejor comer la fruta entera y evitar los zumos. Además, los zumos concentran muchísima cantidad de azúcar, y al tomarlos de dos sorbos lo único que provocamos es un pico de glucosa en sangre.

Tostadas con mantequilla y mermelada– O, lo que es lo mismo, azúcares para parar un tren. La mermelada, al igual que otros clásicos del desayuno como cereales industriales, galletas, bollería y muchos panes refinados, tiene una concentración de azúcar que suele superar con creces la recomendada por la OMS.

Pan blanco– Existen dos tipos de carbohidratos: los de absorción rápida y los de absorción lenta. Los primeros están presentes en bollería, mermeladas y también en el pan blanco. Son productos con un índice glucémico –la capacidad que tiene el cuerpo de absorber los hidratos de carbono– muy alto, lo que significa no solo que se activará la producción de insulina por parte del páncreas, que metaboliza lo que puede y el resto lo acumula como grasas, sino que además l@s niñ@s tendrán hambre de nuevo enseguida.

Es preferible optar siempre por carbohidratos de absorción lenta, que tienen un índice glucémico bajo y se encuentran en cereales y panes integrales o frutas con su piel.

Snacks– Esas barritas de cereales, tortitas y demás alimentos de la familia de los *snacks* dulces, pensados para matar el gusanillo de media mañana, están terminantemente prohibidos.

Bollería y galletas– Suelen contener una gran cantidad tanto de azúcar como de grasas saturadas y, aunque es conveniente incluir grasas en el desayuno, es preferible que sean insaturadas. Son lo que conocemos como grasas saludables y están presentes en productos tan apetecibles por la mañana como el aceite de oliva virgen extra, el aguacate o los frutos secos.

Azúcar– Ya he hablado de la imperiosa necesidad de abandonar el consumo de azúcar. Debemos entrenar el paladar hasta que se acostumbre, ya que es muy probable que acabemos tomando azúcar oculto en otros alimentos y superemos la cantidad recomendada por la OMS.

¿Qué ocurre con los lácteos?– Si gusta y sienta bien no hay por qué eliminar la leche de vaca de la dieta, siempre que sea de origen "bio". Pero debemos considerar que los frutos secos son una fuente de calcio fantástica y más recomendable.

Una alternativa a esos momentos en que l@s niñ@s quieren picar algo, podemos siempre tener alternativas saludables en casa. Si los habituamos a ellos, no necesitarán el sabor dulce de los alimentos procesados y del azúcar.

SUGERENCIAS DE *SNACKS* SALUDABLES, DULCES Y SALADOS

— **Garbanzos crujientes** (mezclar garbanzos cocidos con distintas especias: pimentón dulce, tomillo, pimienta blanca y media cucharada de aceite de oliva virgen extra. Poner los garbanzos, sin amontonar en una bandeja de horno y hornear 30 minutos a 200 ºC)
— **Galletas caseras de avena, plátano y canela** (chafar un plátano maduro con un tenedor y añadir unos copos de avena y un poco de canela molida. Repartir en pequeñas porciones y cocer al horno 15 – 20 minutos)
— **Batido de cacao o cacao a la taza** (receta en el capítulo final)
— **Pera con coco rallado y semillas** (cortar la pera a trozos, espolvorear con coco rallado y un mix de semillas, por ejemplo: girasol, amapola, sésamo tostado)
— **Dátiles rellenos de mantequilla de frutos secos** (receta en el capítulo final)
— **Chips de zanahoria y calabacín** (pelar y cortar muy finos los vegetales. Mezclar con especias y hierbas aromáticas y un poco de aceite de oliva. Poner las rodajas en una placa de horno y hornear unos 20 minutos a 110 – 150 ºC)
— **Humus o guacamole** (recetas en el capítulo final)
— **Chips de manzana** (laminar la manzana con una mandolina para que quede bien fina. Repartir en una placa de horno y espolvorear con canela. Hornear a 110º unas 3 horas, dándoles la vuelta a la mitad de la cocción).
— **Fresas con limón** (lavar y cortar las fresas, rociar con jugo de limón y dejar macerar en la nevera toda la noche)
— **Tostada de boniato** (cortar el boniato en láminas de medio centímetro y poner en la tostadora, dos o tres veces, hasta que queden cocidas y un poco tostadas. Acompañar la tostada de boniato con atún y tomate, con aguacate y pimentón o con rúcula y queso fresco).
— **Boniato cocido** (preparar trozos de boniato asado y plátano fresco, espolvoreado con canela)

(Más propuestas saludables en el apartado de "Recetas para cocinar en casa".)

Además, como norma general, recomiendo:

1. **Fomentar el deporte y el ejercicio físico**
   Durante la etapa de la infancia, l@s niñ@s están más activos y con mucha energía y, por eso, es interesante que aprovechemos esta vitalidad para fomentar hábitos saludables. Apuntarle a clases extraescolares de baloncesto, natación, baile, patinaje, etc., es algo muy recomendable para conseguir mantenerls activos y evitar tener una vida en exceso sedentaria.
   También se puede fomentar hacer ejercicio sin salir de casa creando una actividad en familia que active el cuerpo: por ejemplo, hacer yoga, concursos de baile, artes marciales, etcétera. Relacionar la actividad con la diversión es la mejor manera de prevenir el sobrepeso infantil.

2. **Eliminar las bebidas azucaradas**
   Es muy común que, durante la época de crecimiento, se ofrezca a l@s niñ@s zumos envasados o refrescos para calmar su sed. Este hábito está totalmente desaconsejado porque ambas opciones son muy ricas en azúcares.
   En su defecto, se recomienda beber **más agua** o tomar más frutas en forma de zumos naturales y hechos en casa. De esta forma, tendremos la seguridad de ofrecerles una bebida nutritiva y 100% saludable.

3. **Instaurar la fruta como postre**
   También es muy común dar a l@s niñ@s postres pensados para ellos como son las natillas, los flanes, las copas de nata y chocolate, etcétera. Si bien estos postres gustan muchísimo a l@s niñ@s, también es cierto que están plagados de azúcares y calorías vacías y, por tanto, deberíamos limitarlos a 1 o 2 veces a la semana.
   Para el postre no hay nada mejor como la fruta del tiempo o preparaciones más elaboradas en forma de macedonia. Otra opción es el yogur, pero debe ser siempre sin azúcar y aún mejor una gelatina (receta en el capítulo final).

4. Servir raciones adecuadas a su edad y tamaño

Y, por último, es importante que el pequeño tenga un plato adaptado a su edad y a sus necesidades calóricas. Muchas veces, servimos un plato similar a un niñ@ de 6 años que a otro de 12, cuando sus necesidades biológicas no son las mismas. Deberemos adaptar sus raciones y dar aquello que realmente necesita su cuerpo. En este sentido, lo más recomendable es hablar con su pediatra para contar con una buena orientación y seguir sus indicaciones sobre las cantidades que preparar a nuestros hijos.

5. Controlar la despensa

Este es un truco esencial para conseguir evitar el sobrepeso en los niñ@s. En lugar de tener la despensa repleta de **bollería, galletas y chocolate, reducir al máximo estos productos y disponer** de frutas más variadas, yogures y tentempiés saludables para ayudar a saciar su apetito de forma sana.

ALERTA

L@s niñ@s y adolescentes padecen un mayor sobrepeso y obesidad y son menos activos físicamente que sus padres, con una mayor incidencia de elevadas tasas de diabetes tipo 2 y otras enfermedades asociadas a esta enfermedad.

Además del mal hábito alimentario y la falta de actividad física, otros factores determinan la obesidad: influencias sociales, fisiológicas, metabólicas y genéticas.

Aplicar medidas alimenticias desde los primeros años de vida ayudará, y en algunos casos puede atajar de raíz el sobrepeso y la obesidad.

Niñ@s con baja talla

La constitución del niñ@ es la que es y no podemos cambiarla, pero hay algunos casos en que parece costar un poco aumentar de peso o de talla, por ello he considerado necesario añadir en este apartado algunos consejos para obtener buena energía para est@s niñ@s. Los siguientes alimentos esenciales contribuirán a su desarrollo y les ayudaran a afrontar el día a día con energía.

Calcio – El calcio lo pueden obtener de los lácteos, como el queso y el yogur, pero también de las sardinas en aceite, las almendras y avellanas, los pistachos, las cigalas y los langostinos, las almejas, los berberechos, los garbanzos, las judías blancas, entre otros.

Fósforo – Ligado al calcio para fortalecer los huesos, es imprescindible en la dieta diaria. También interviene en la división y reproducción celular y es necesario para la efectiva asimilación de vitaminas B2 y B3. Son ricos en fósforo el pescado, el pollo, las alcachofas, las habas, las lentejas y los champiñones.

Hierro – Importante para el crecimiento. Favorece el sistema inmunológico e interviene en el crecimiento de las diferentes etapas del desarrollo, aumentando la energía y favoreciendo la concentración. Lo obtendrán del hígado, los fríjoles, la carne de res, las lentejas, las espinacas, el pescado y la avena.

Proteínas – Son esenciales para el crecimiento y el desarrollo. Es el elemento fundamental para la formación de tejidos nuevos y además los aminoácidos que forman las proteínas estimulan la hormona del crecimiento. Están en el pescado, los huevos, la carne de ave y res, los lácteos, los frutos secos y legumbres. La falta de aminoácidos esenciales puede producir retraso en el crecimiento.

2 – ALIMENTACIÓN EN LOS ADOLESCENTES

La adolescencia es uno de los periodos más conflictivos y distorsionantes en la vida cotidiana. Los adolescentes afrontan, tanto a nivel físico como psicológico, una serie de profundas transformaciones, difíciles de asimilar sin conflictos: el cuerpo cambia, no siempre a gusto del adolescente, la voz se transforma, salen granos antiestéticos en la cara y el cuerpo, las hormonas atentan cotidianamente contra el estado anímico de los jóvenes, entra un cierto desorden en sus vidas y su mundo se tambalea ante la incapacidad de asumir todos estos cambios tan extremos.

La alimentación en los adolescentes es doblemente preocupante: por una parte, al aumentar su independencia, no realizan todas las comidas en casa y son muy permeables a la tentación del *fast– food* y otros alimentos procesados, y por otro lado, es una época en que muchos jóvenes dejan de practicar algún deporte con asiduidad y crece la tendencia a una vida más sedentaria.

Los jóvenes deberían llegar a la adolescencia con unos hábitos de alimentación saludables, producto de los primeros años de vida compartidos en el ámbito familiar, y en este caso, los padres deberán promover más que antes unas comidas equilibradas y sanas cuando el joven "aparece" por casa, para compensar los malos hábitos o el consumo de productos procesados, *snacks,* bebidas azucaradas, alcohol y otros alimentos menos adecuados.

Los procesados están presentes en la dieta de muchos adolescentes: bollería industrial, refrescos, cereales azucarados, salchichas y embutidos, patatas fritas en bolsa. El consumo de alimentos ultraprocesados, ricos en azúcar y sal, grasas saturadas, así como una larga lista de aditivos, conservantes y colorantes están en el punto de mira de numerosos científicos que abogan por su eliminación radical de la dieta, al vincular estos productos con un riesgo incrementado de obesidad, presión arterial elevada y colesterol, y recientemente, también con el riesgo de padecer cáncer. Estos productos tienen una calidad nutricional baja y contiene aditivos y sustancias que se forman durante el proceso de producción y envasado, susceptibles de tener propiedades cancerígenas.

En la dieta de los jóvenes, los alimentos ultraprocesados invaden el espacio que ocuparían fibras y elementos saludables, las cuales **sí está confirmado tienen un efecto** oncoprotector.

El sistema de comida chatarra –desde la intensa publicidad hasta las recetas probadas en laboratorios– está orquestado para mantener a los consumidores –con especial incidencia en los jóvenes– comprando más basura en vez de alimentos sanos. A medida que consumen una cantidad cada vez mayor de estos productos altamente procesados, pierden la conexión con las bases alimenticias saludables y crecen sin saber el valor de los alimentos hechos en casa. Además, su cerebro se verá condicionado a querer consumir estos alimentos poco saludables, siendo casi imposible resistirse a ellos. Por ejemplo, cuando consumen azúcar, estimulan la producción de opioides cerebrales naturales –un ingrediente clave en el proceso de adicción. Básicamente, su cerebro se vuelve adicto a estimular la liberación de sus propios opioides, como lo haría con la morfina o la cocaína.

De ahí mi insistencia en reconducir esta situación. Además, muchos jóvenes, chicos y chicas, aquí no hay casi diferencia de sexos, que tienen problemas de peso o realmente quieren tomar menos grasas y azúcares en su dieta, creen firmemente que los productos light son la panacea. Nada más lejos de la verdad.

Las patatas fritas con menos grasa, un ron con menos calorías, unos quesitos light, chocolate diet, zumos sin azúcar añadido. La etiqueta "light" no es una carta blanca para consumirlos alegremente, no debemos fijarnos solo en las calorías sino en la composición nutricional (grasas, proteínas, hidratos de carbono) para no superar las cantidades máximas recomendadas.

Los edulcorantes tampoco son efectivos. A pesar de que son acalóricos, tienen sus desventajas, sabemos que afectan a la microbiota intestinal causando molestias digestivas y no funcionan para la pérdida de peso ni para la prevención de diabetes.

Una dieta equilibrada supone una ingesta de unas 2.000 calorías diarias para los hombres y 1.800 calorías para las mujeres, de manera que, entre un 45– 55% de esta energía debe provenir de los hidratos carbono, entre un 15– 25% de las proteínas, y un 25– 35% de grasas totales.

Las grasas deben proceder en su mayoría del aceite de oliva de primera presión en frío, que está en la base de la dieta de los países mediterráneos, mientras que las grasas trans (industriales), así como los azúcares añadidos (refrescos, dulces) deben limitarse y consumirse solo de forma ocasional.

Incluso en sus versiones "ligeras", determinados alimentos siguen siendo muy calóricos porque contienen un porcentaje elevado de grasas saturadas o trans y/o azúcares, por lo que su consumo debería seguir siendo muy ocasional.

Ganarle la batalla a las hormonas con una buena alimentación

Los jóvenes y sobre todo las muchachas sufren en la adolescencia un gran cambio en su cuerpo debido a las hormonas: el peso se descontrola, la grasa aparece donde antes no estaba y, a menudo, todo ello va acompañado de menstruaciones dolorosas y estados de ánimo cambiantes. Debemos aceptar que los estrógenos, las hormonas sexuales femeninas, son imprescindibles para el correcto funcionamiento del organismo, pero a menudo un exceso de producción de los mismos y su poca eliminación a través del hígado acaba en dolores y malestar.

Con una alimentación equilibrada y un menú preparado específicamente para ayudar a frenar la producción de estrógenos y favorecer la correcta función hepática que elimine correctamente el exceso de dichas hormonas, se puede reducir hasta hacer desaparecer estas molestias mensuales.

El menú propuesto a continuación no incluye alimentos como el café, la bollería, el pan blanco, el azúcar refinado, los lácteos de vaca, la soja y derivados ni tampoco el alcohol. Todos ellos generan estrógenos en exceso e impiden la desintoxicación del hígado. En cambio sí aparece un alimento excepcionalmente beneficioso: el trigo sarraceno o alforfón, que no contiene gluten. Es muy rico en aminoácidos y en molibdeno, un oligoelemento imprescindible para el correcto metabolismo de los nutrientes.

Este menú contribuye a disminuir el nivel de estrógenos del organismo de una mujer y ayuda a ganar vitalidad, sentirse mejor y no sufrir alteraciones en el ciclo menstrual. Las jóvenes lo agradecerán y muchas mujeres que siguen teniendo reglas dolorosas más allá de los 25– 30 años, también.

MODELO DE DIETA HORMONAL

DESAYUNO

— Dos rebanadas de pan de levadura madre sin gluten o creps de trigo sarraceno con:
　a) Tahin, o crema de frutos secos (almendras, cacahuetes) o
　b) Compota de manzana casera, con canela y jengibre o
　c) Aceite primera presión y un poco de queso fresco de oveja o de cabra ecológica o requesón de cabra o
　d) Aguacate y gomasio
— Infusión de té verde con canela, o Té Mu. Añadir un poco de aceite de coco

A MEDIA MAÑANA O MERIENDA (opcional)

— Almendras nueces, avellanas o nueces de macadamia o pecan, crudas, remojadas y escurridas la noche anterior, porque se digieren mejor.
— Yogur o kéfir de leche de cabra con frutos del bosque: moras, arándanos, frambuesas.
— Fruta fresca: granada, frutas del bosque, manzana, uva negra…
— Fruta deshidratada: orejones ecológicos, ciruelas pasas, dátiles, higos secos sin harina…
— Mousse de aguacate y dátiles, para merendar.
— Pudin de chía molida con leche vegetal de almendras con manzana y canela en polvo.
— Bebida de cacao: leche de almendras o de nueces de macadamia con algarroba en polvo o cacao ecológico y canela. O chocolate a la taza.
— Guacamole, hummus o patés vegetales.
— Paté de legumbres con crudités de verduras.
— Encurtidos, aceitunas, pickles.

COMIDA

— Modelo de ensalada verde: brotes, germinados, encurtidos, semillas, raíces, rúcula, germinados de brócoli, chucrut y rabanitos.
— Hidratos (a escoger entre:)
    a) Trigo sarraceno cocido con alcachofas y verduras salteadas.
    b) Ensalada de quínoa o de legumbres (lentejas, azukis, judía blanca).
    c) Legumbres estofadas con verduras (calabaza o boniato, zanahoria, nabo, cebolla, shitakes).
    d) Paella de arroz integral basmati con verduras salteadas.

                        o

— Proteínas (a escoger entre:)
    a) Dos huevos ecológicos a la plancha o cocidos, con ensalada de brotes tiernos, rúcula, rabanitos, germinados, chucrut, aceitunas negras, vinagre de manzana y hierbas aromáticas.
    b) Pollo ecológico con guarnición de brócoli al vapor, trozos de aguacate, anacardos, cebollino y vinagreta de tahin con aceite, vinagre de ume y soja tamari.
    c) Ensalada de garbanzos o lentejas con ventresca de atún en bote de cristal en aceite de oliva.
    d) Salmón salvaje marinado con sal marina y zumo de limón.

SALSAS

– Lino molido y cúrcuma (lino molido, ajo, cúrcuma y pimienta negra, pasta de ume o zumo de limón y sal marina) y aceite de oliva 1ª presión.
– Pesto sin queso (ajo, albahaca fresca ecológica, aceite de oliva de primera presión en frío y zumo de limón o vinagre de ume y piñones o almendras).
– Tahin, tamari y zumo de limón o vinagre de ume y aceite.
– Kéfir de leche de cabra con cúrcuma, pimienta, jengibre y hierbas aromáticas.
– Salsa thai (leche de coco, curry, pimienta y aceite de coco).

CENA (varias opciones, con recetas al final del libro)
1. Puré de champiñones y setas.
   Pan de trigo sarraceno con boquerones en vinagre o sardinas en escabeche.
2. Brócoli o coliflor al dente con aguacate y con salsa pesto de frutos secos.
   Salmón marinado.
3. Crema de guisantes con puerro, hinojo y menta o crema de lentejas rojas con verduras y comino.
   Tostada de sarraceno con bonito o salmón o huevo.
4. Alcachofas al horno o al vapor con salsa de semillas ligeramente tostadas.
   Pescado blanco al horno o al vapor o hervido con zumo de limón y hierbas aromáticas.
5. Ensalada de raíces ralladas (zanahoria, chirivía, remolacha) marinadas con zumo de limón y sal de hierbas. Tortilla de verduras.
6. Verduras al vapor o sopa de caldo de pollo.
   Huevos ecológicos pasados por agua o a la plancha.
7. Pizza con masa de coliflor y con verduras cocidas y crudas (cebolla, calabacín y rúcula) y yema de huevo encima. (Receta en este capítulo).
8. Espárragos trigueros a la plancha o alcachofas al vapor o al horno con zumo de limón, cúrcuma y pimienta negra.
   Sepia, calamar o pulpo a la plancha con ajo y perejil.

Afición por la comida japonesa

La sociedad en general, pero muy especialmente los jóvenes concienciados en adoptar una alimentación más "natural", se han lanzado al consumo de productos japoneses, en restaurantes y *take away*. Si bien son ciertas las bondades de este tipo de comida, debemos alertar de los daños para la salud que puede suponer consumir productos de baja calidad.

Por ello aconsejo prestar atención a algunos de estos productos:

– La soja. En muchos restaurantes asiáticos y en muchas superficies comerciales, no es soja auténtica, es un saborizante que contiene glutamato monosódico. Sustituir por la soja Tamari, obtenida a partir de un fermento natural.

– El pescado crudo. Las bacterias y parásitos presentes en el medio marino hacen que el consumo de pescado crudo represente un gran riesgo para la salud. Aunque es de obligado cumplimiento la congelación de todo tipo de pescado, en algunos establecimientos no se sigue esta norma y la amenaza del *anisaki* se acaba convirtiendo en una pesadilla para el consumidor.

Evidentemente, en casa, creo que ya todos hemos aceptado la necesidad de congelar el pescado antes de consumirlo crudo. Y sin ánimos de exagerar, debo compartir unas noticias alarmantes, fruto de numerosos estudios científicos: uno de los países con una tasa más alta de cáncer de estómago es Japón y se atribuye al excesivo consumo de pescado crudo. Por tanto, ¡cuidado con el pescado crudo y el salmón ahumado!

– Las algas. Las algas están muy bien porque facilitan la cocción y son un quelador de tóxicos del organismo, pero las personas con problemas de tiroides deberían evitar su consumo, ya que no están recomendadas cuando se padece tiroidismo.

– El sushi también debe ser objeto de especial atención, exigiendo cuando lo consumimos que no contenga aditivos. Especialmente en los *take away* o establecimientos de comida rápida, se utilizan azúcares para amalgamar el arroz.

– Por último, quiero lanzar un grito bien claro contra los palitos de cangrejo y el surimi. En su composición aparecen numerosos aditivos, conservantes, colorantes, saborizantes, azúcares y una mezcla de restos y desechos de pescado. ¡Evitar absolutamente!

Hay muy buenos restaurantes japoneses, de calidad, con productos saludables y preparaciones equilibradas. ¡Pero hay que huir de los *fast food* japoneses!

Y antes de finalizar con este apartado de niños y adolescentes, una receta diferente para preparar en casa una deliciosa pizza saludable para compartir toda la familia, y elaborada con ingredientes naturales.

PIZZA CASERA SALUDABLE

Dos opciones para preparar la base de la pizza

- **Base de pizza casera usando harinas integrales**
  Por un lado, tomamos media taza de agua y la mezclamos con aceite y sal.
  Por otro lado mezclamos las harinas con un poco de levadura de cerveza: tomamos un par de cucharadas de esta mezcla y añadimos media taza de agua tibia para realizar una masa que dejaremos reposar media hora.
  Una vez reposada, mezclamos esta masa fermentada, las harinas y el agua con aceite en un recipiente para amasarlo. Lo dejamos reposar al menos dos horas y ya tenemos nuestra masa casera lista para trabajar sobre ella.

- **Base de pizza de coliflor**
  Básicamente trituramos la coliflor hasta que quede una textura granulada. La pasamos por el microondas 4 minutos. Después la envolvemos en un trapo limpio y exprimimos para quitar el exceso de agua.
  La mezclamos con media taza de mozzarella, un poco de orégano, ajo y hierbas provenzales (al gusto), también añadimos un huevo y sal y trabajamos la masa para dejarla finita.
  Tras esto, solo hay que meterla al horno unos 20 minutos para conseguir una masa de pizza sin harinas.

Opciones para los complementos de la pizza

- **La salsa de tomate:** uno de los elementos estrella en la pizza es el tomate: podemos optar por una salsa de tomate casera. Para ello: lavar, pelar y rallar los tomates y ponerlos a cocer. Añadir al gusto albahaca, orégano y unos ajos pasados por la sartén con un poco de sal y aceite. Remover a fuego medio hasta que tenga una consistencia espesa.
- **El queso:** otro de los ingredientes que no puede faltar en nuestra pizza es el queso. El más adecuado, un queso vegano. La mozzarella de búfala fresca es siempre una buena y saludable opción para integrar en la pizza.
- **Las verduras y las hortalizas son las reinas de las pizzas saludables:** escoger verduras frescas y de buena calidad para colocar sobre la masa de la pizza, que mantengan su sabor en el horno. Los pimientos rojos o verdes asados, los champiñones, la berenjena, la cebolla e incluso el brócoli pueden formar parte de una pizza saludable. No olvidar las aceitunas negras cortadas en finas lonchitas para darle un toque de sabor.
- **Carnes y pescados para aportar proteína:** pechuga de pollo, pechuga de pavo, atún, caballa, langostinos, para huir de los clásicos embutidos. Para darle más sabor macerarlos en una salsa casera antes de incluirlos en la pizza: esto también ayudará a prescindir de otras salsas más calóricas.
- **Al salir del horno, hojas verdes y aceite de oliva:** cuando la pizza ya esté lista para servir, colocar siempre una botella de aceite de oliva cerca para poder aliñar con un chorrito, y también añadir algún *topping* más, como unas hojas de albahaca o de rúcula o unos frutos secos.

3 – ALIMENTACIÓN ANTIAGING

Engordar y adelgazar… esa sería la definición de la vida de una mujer. Y esta realidad se hace más evidente al alcanzar la edad madura, con la llegada de la menopausia. ¿Por qué? Por las hormonas, cada ovulación, cada embarazo y la menopausia hacen que el cuerpo femenino gane peso de manera casi automática. La menopausia supone la última etapa de cambio en nuestro cuerpo y es un proceso natural e ineludible, que es conveniente aceptar y afrontar con la mejor predisposición.

Evidentemente, hay factores que inciden también en nuestro estado físico: una alimentación inadecuada, poco ejercicio en la vida cotidiana, demasiado estrés, poca relajación y el factor hereditario. De todos ellos me ocupo ampliamente en este libro, pero ahora quiero dedicar una especial atención a las hormonas y la menopausia, pues intervienen inexorablemente a partir de una determinada edad y nos obligan a prestar más atención a nuestra forma de vida y nuestra alimentación. Las hormonas influyen sobre nuestro cuerpo, nuestro metabolismo y nuestro estado emocional y pueden desencadenar que una mujer con un peso normal en su juventud, cuando llega a la madurez aumente hasta 20 kilos.

Si esto es evidente –y motivo de gran preocupación para las mujeres– los hombres no se libran tampoco de los cambios que se producen en su cuerpo a partir de los 50, aunque sus cambios hormonales nunca son tan complejos y el declive hormonal es menos brusco.

La menopausia y sus efectos

¿Qué es la menopausia y cómo afecta a las mujeres? Generalmente, entre los 45 y los 55 años de edad, empieza la época del climaterio. Lentamente la función de los ovarios cesa, primero cae progresivamente la progesterona, mientras el nivel de estrógenos sufre una subida relativa, aunque poco a poco tiende a descender, hasta que se produce la última regla.

Podemos identificar cuatro fases.

1– La primera, la premenopausia, en la cual aparecen síntomas inespecíficos como alteraciones del sueño, cambios de humor y nerviosismo.

2– En la segunda fase, conocida como perimenopausia, pueden aparecer los síntomas típicos como las sofocaciones, acompañadas de sudoración. También depresiones, taquicardias, alteraciones del ritmo cardíaco, sequedad en las mucosas y dolor con las relaciones sexuales.

3– El año en que tiene lugar la última regla se conoce como menopausia.

4– Y finalmente, el periodo que le sigue hasta aproximadamente los 65 años recibe el nombre de posmenopausia.

La menopausia forma parte de nuestra vida, siempre llega y, como he dicho, es un proceso natural de nuestro cuerpo. El hecho de que los ovarios dejen de funcionar no significa en ningún caso perder la feminidad. Los cambios que conlleva deben tomarse con atención, autoestima y naturalidad.

Llegado ese momento es especialmente importante seguir una dieta acorde con el nuevo metabolismo, y recordar que el aporte de vitaminas, minerales y oligoelementos tiene una especial importancia. También las proteínas de alto valor biológico fortalecen los músculos y el tejido conjuntivo, estimulan el metabolismo óseo y previenen el sobrepeso.

Si a lo largo de nuestra vida hemos adoptado unos hábitos adecuados y sanos de alimentación, podemos reducir notablemente el incremento de peso producido por los desequilibrios hormonales a los que estamos sometidas y también afrontar esa nueva y enriquecedora etapa de nuestra vida con decisión.

Investigaciones relacionadas con las zonas del planeta donde se observa una mayor longevidad en sus habitantes, nos hablan de tres causas posibles que podrían explicar esta longevidad: la alimentación, la actividad física y el vínculo social. Es en la conjunción de los tres factores, cuando una persona puede llegar a una edad más elevada con mejor calidad de vida.

Alimentarnos bien y saludablemente es de vital importancia cuando hablamos de enfocar un plan antiaging. Y, aunque suene reiterativo, no me cansaré de insistir en un gran consejo: es imprescindible seguir una alimentación antiinflamatoria para producir más energía con menos calorías y más beneficios para la flora intestinal.

Alimentos antiaging

Una alimentación antiaging debe incluir alimentos frescos, vegetales, cereales, legumbres y pescado. Dando preferencia a los alimentos ecológicos.

Las siguientes pautas pueden convertir la dieta habitual en un auténtico recurso antiaging:

- **Verduras de todo tipo** (a ser posible ecológicas), lechuga, tubérculos, hortalizas, remolacha, crucíferas, algas, setas y oleaginosas. ¿Por qué añadir un toque verde en todos los platos? Porque la clorofila es antioxidante, rica en carotenoides y excelente depurativo. El ácido fólico es imprescindible para mantener el sistema nervioso sano y relajado. Por eso es imprescindible acompañar los platos con un toque de verdura ya sea al vapor, wok, escaldados... Ayudan a obtener vitamina C, calcio y magnesio. No olvidar incluir el verde de cebada, especialmente cuando se precisa más frescor, se está cansado y para recuperarse del ejercicio físico.
- **Legumbres:** Garbanzos, alubias, soja, azukis, lentejas (cuanto más pequeñas mejor).

- ***Superfoods* y alimentos antidoxidantes**: el cacao, açai, col kale, semillas de cáñamo, cúrcuma, jengibre, reishi, chlorella, maca... son alimentos con propiedades excepcionales que podemos incorporar a nuestra dieta para beneficiarnos de sus propiedades.

- **Carne y productos lácteos solo para ocasiones excepcionales**. El pescado y el marisco pueden tomarse más a menudo.

- **Leches vegetales** (soja o arroz enriquecido con calcio, almendras), para sustituir la leche de vaca. Aceite de oliva o patés vegetales para untar en lugar de la mantequilla, y "soja para cocinar" en vez de nata.

- **Salmón salvaje:** su alta proporción de Omega– 3, y astaxantina convierten a este alimento en un aliado ideal para nuestros ojos y el aparato cardiovascular.

- **Cereales en grano:** su aporte en fibra e hidratos de carbono de absorción lenta nos ayuda a mejorar el aparato digestivo, controlar el colesterol, la tensión arterial y regular la glucemia (azúcar). Para desayunar, una rica crema de avena y no olvidar comer y cenar cereales como: el mijo, la quínoa o el trigo sarraceno.

- **Aceite de oliva primera presión en frío:** su contenido en ácido oleico y polifenoles nos ayudan a mantener a raya el colesterol.

- **Bayas:** las fresas, frambuesas, moras, arándanos... contienen excelentes antioxidantes y son ricos en vitamina C.

- **Una o dos cucharaditas de semillas de linaza** trituradas en salsas (deberán guardarse en la nevera).

- **Hidratación:** nuestro cuerpo necesita estar hidratado constantemente. Para ello, beber infusiones y caldos vegetales y no simplemente agua. El té verde es un aliado antioxidante rico en polifenoles. Ideal para revertir los efectos del envejecimiento. Recordar la importancia de beber un agua de calidad: mineral y alcalina.

- **Té** (verde, negro) rooibos, infusiones de hibisco, achicoria, cacao... como sustitutos del café.

- **Eliminar los azúcares** de índice glucémico elevado e incorporar a nuestra dieta los glúcidos complejos. Para obtener un sabor dulce se pueden añadir plátanos, uvas, dátiles, higos. Y mejor el chocolate negro como opción a la bollería industrial.

- **Tomar especias protectoras** (cúrcuma, jengibre, clavo, nuez moscada, cardamomo, ajo, cebolla, chalota) y reducir la sal.

- **Reducir la sal** y sustituir por especias.

- **Reducir drásticamente el consumo de alcohol,** siendo el vino tinto el más rico en polifenoles.

- **Cocciones no excesivas** de los alimentos.

PRACTICAR DIARIAMENTE

1 – Evitar realizar comidas muy pesadas, mejor hacer cinco pequeñas comidas al día.
2 – En el desayuno, las proteínas y la cena más ligera.
3 – No comer bajo condiciones de estrés (no es aconsejable comer mirando la televisión).
4 – Masticar lentamente y saborear los alimentos.

Dar espacio al ejercicio físico

El sedentarismo favorece el desarrollo de factores de riesgo cardiovasculares como la hipertensión arterial, la resistencia a la insulina, la diabetes y el sobrepeso. En las personas mayores, el sedentarismo favorece también el desarrollo del alzhéimer y aumenta el riesgo de fracturas.

Por el contrario, una actividad física regular y mantenida durante el mayor tiempo posible, mejora:

— La conservación de la masa muscular.
— La fuerza muscular.
— La flexibilidad.
— La densidad ósea.
— La vasodilatación y, por lo tanto, la circulación sanguínea en todos los órganos.
— El número de mitocondrias y su supervivencia.
— Las defensas antioxidantes, inmunitarias y antiinflamatorias.
— El estado cognitivo.
— El estado de ánimo.

Respecto al ejercicio físico, y aunque en nuestra sociedad existe un verdadero culto al cuerpo, llega un momento en nuestras vidas en que nos volvemos sedentarios, tenemos tripa o nos pasamos sentados la mayor parte del tiempo. Y así nos plantamos enfocando los 60, los 70 y los 80 años con unos huesos débiles, unas articulaciones anquilosadas y una forma física en general baja.

Se ha comprobado que los ejercicios físicos que desarrollan la fuerza muscular en alta intensidad y breve tiempo tienen un efecto directo sobre la solidez de los huesos, es decir, cuantos más fuertes somos, más sólidos son nuestros huesos.

Adoptando un estilo de vida más deportivo, podremos prevenir y evitar la osteoporosis, también multiplicar por diez nuestras probabilidades de no tener cáncer y evitar la mayoría de afecciones cotidianas (resfriados, gripe) o al menos poder enfrentarnos mejor a ellas.

Hay otros beneficios científicos, demostrados, derivados de realizar una actividad física que mantenga o mejore la fuerza muscular: disminución de los síntomas de la diabetes, control del peso, prevención de la hipertensión arterial y mejora de la salud cardiovascular y de las capacidades respiratorias.

¿Cuáles son los mejores deportes para practicar? Los deportes realmente eficaces son aquellos en los que los músculos se someten a una tensión mecánica. Por ejemplo, flexionar las piernas y luego levantarse (lo que se conoce como "hacer sentadillas") ejercita los músculos, también practicar ejercicios en máquinas de gimnasio, fortaleciendo los músculos con una resistencia progresiva (eso sí, con el asesoramiento de entrenadores profesionales).

Si el objetivo es el mantenimiento físico, una sesión a la semana puede bastar, y la completaríamos practicando otras actividades como bicicleta, tenis o caminar. Por el contrario, si se necesita una progresión, será necesario realizar entrenamientos aeróbicos más frecuentes: de dos a tres veces por semana, de 45 minutos a una hora.

El ejercicio y la prevención de la osteoporosis

La osteoporosis es una enfermedad ósea que se caracteriza por una disminución de la densidad del tejido óseo y tiene como consecuencia una fragilidad exagerada de los huesos. Esta enfermedad afecta principalmente a mujeres después de la menopausia aunque también puede hacerlo antes o afectar a hombres, adolescentes e incluso niñ@s.

Para ayudar a mejorar la calidad del hueso existen unos hábitos de vida fáciles de adoptar: la adecuada ingesta de calcio, el ejercicio físico y no fumar. De igual manera, la vitamina D es una sustancia fundamental para el hueso. Sus necesidades diarias se consiguen fundamentalmente por la formación de la misma en la piel cuando recibe el efecto de la irradiación solar.

El ejercicio físico es vital para reforzar los huesos. El estrés óseo se produce al ejercer fuerza por parte de los tendones durante las contracciones musculares mientras hacemos un movimiento y justo este estrés es el que permite a los huesos regenerarse. Las flexiones de la rodilla, del tobillo, de codos y manos o al agacharnos supone un ejercicio que ejerce fuerza en las extremidades y ayuda a fortalecer los huesos.

Estas son algunas de las actividades más indicadas a partir de los 50 años.

– Caminar durante 30 minutos diarios, puede ser un buen inicio para aquellas personas inactivas. Después ya se debe intentar andar más ligero, como en la marcha nórdica.
– Entrenamiento de fuerza –pesas libres, máquinas de pesas, bandas de ejercicio– de 10 a 20 minutos, 3 veces por semana.
– Subir y bajar escaleras (bajar escaleras estimula el crecimiento del hueso).
– Subir y bajar cuestas (fortalece los músculos y estimula el crecimiento óseo).
– Sentadillas y flexiones.
– Saltar a la comba (atención si hay debilidad en el suelo pélvico).
– Correr y practicar *jogging*.
– Bicicleta elíptica, caminadora o máquina de *steps* (con series de 3 minutos rápido, 20 segundos muy rápido, 3 minutos rápido, 20 segundos muy rápido, 3 minutos rápido, 20 segundos muy rápido. En total 9 minutos 60 segundos).
– Practicar senderismo: salir a la montaña con mochila y un buen recorrido por delante.
– Aerobic y *step* aeróbico.
– Baile en el que se pisa fuerte, como el claqué y el flamenco. La zumba también.
– Practicar la jardinería.
– Tenis o pádel.

Cuando ya ha aparecido la osteoporosis, el tipo de ejercicio dependerá del estado de salud y de la capacidad física. No olvidemos que un estilo de vida sedentario, las malas posturas, la falta de equilibrio y unos músculos débiles aumentan el riesgo de padecer fracturas. De ahí la importancia de practicar algun tipo de ejercicio de forma regular.

– Se puede practicar la mayoría de los tipos de ejercicios citados anteriormente.

– Sin embargo, se deben evitar los ejercicios bruscos que incluyan saltos o que puedan provocar caídas o golpes (como el tenis o el pádel), especialmente en caso de debilidad del suelo pélvico.
– La natación o el *aquagym* son una buena alternativa.
– Tambien el yoga, el tai– chi, con ejercicios lentos, pueden ser de ayuda.
– Es importante también realizar ejercicios de equilibrio, eficaces para prevenir caídas.

Las personas con esteoporosis no deberían dejar de pasear, un mínimo de tres o cuatro veces por semana y, si es posible, diariamente, en función de su salud física, al menos durante 30 minutos.

> **IMPRESCINDIBLE.** Hemos insistido en lo importante que es seguir una dieta pobre en sal, consumir muchas frutas y verduras –son alimentos que contienen calcio de forma natural–, evitar en lo posible comer alimentos acidificantes y practicar una exposición diaria moderada al sol –para conseguir vitamina D.
> Pero también debemos salvar nuestros huesos, trabajando nuestros músculos: hacer gimnasia, levantar pesas, bailar, caminar o subir escaleras o cuestas se han demostrado eficaces para reforzar los músculos y regenerar los huesos.

Socializar y vivir hacia el exterior

Cuando la actividad profesional decae o desaparece (en ocasiones a edades tempranas), las personas también sufren un decaimiento y desaparición de sus relaciones sociales. La crisis económica ha comportado en muchos países la destrucción de empleos, siendo el colectivo de personas mayores de 50 años uno de los más vulnerables. La experiencia acumulada con los años, la sabiduría reflexiva de las personas en una edad en que todavía tienen energía y capacidades parece no servir para mantener un empleo.

No tener una actividad profesional puede mermar el propio desarrollo personal y esta es una de las situaciones que no nos debemos permitir. Es preciso mantener un contacto con los amigos de siempre, buscar de nuevos, intentar no hacer de nuestra casa nuestro mundo.

No trabajar activamente es un regalo que nos permite disponer de más tiempo libre y podemos aprovecharlo para:

– Asistir a conferencias.
– Involucrarse en algún proyecto social o de voluntariado.
– Dedicar tiempo para las amistades.
– Cultivar alguna afición: jardinería, caminar, danza, bricolaje...
– Plantearse tener un animal en casa (a las personas mayores la compañía de un perro les aporta bienestar y les obliga a salir a la calle cada día para pasearlo con lo que pueden encontrar ocasiones de hablar con otras personas. Además, el hecho de tener que preocuparse por ese nuevo "amigo", reduce las depresiones y desvía la atención de los problemas personales, a veces inexistentes).
– Salir a comprar cada día, en el barrio o las tiendas cercanas, en vez de concentrar la compra una vez a la semana. Caminar para hacer la compra permitirá tener la ocasión de cruzarse con amigos y vecinos y charlar un rato con ellos.

CONSEJO 1

INCORPORAR LA CÚRCUMA A LA DIETA

La memoria falla a medida que corren los años. Para mejorar esa memoria, el curry es una buena opción. Estudios recientes señalan que el consumo diario de cúrcuma, el ingrediente clave del curry, podría aportar beneficios cognitivos debido a su capacidad para reducir la inflamación cerebral, lo que la haría útil para combatir enfermedades como el alzhéimer o la depresión mayor. La cúrcuma es el extracto de una planta con el mismo nombre, cúrcuma longa, nativa del suroeste de la India, donde se utiliza desde la antigüedad. Es una de las especias más empleadas en la gastronomía india, que ha extendido su popularidad al resto del mundo.

El curry es uno de sus usos más famosos, siendo la cúrcuma la causante de ese color amarillo tan intenso, pero también se emplea como colorante en mostazas, preparados para sopas y caldos, licores, y algunos productos cárnicos y lácteos: mantequillas, quesos o pastelería. Se utiliza asimismo en cosméticos, protectores solares e incluso hay mujeres hindúes que la usan como gomina. Puede ser, además, aromatizante.

En España, su uso se está extendiendo, especialmente entre quienes se preocupan por la nutrición, los veganos y los vegetarianos, y la encontramos, cada vez más, como ingrediente en platos tradicionales como los guisos de carne y pescado, las lentejas y los cocidos de garbanzos, entre otros.

La popularización de la cúrcuma en la gastronomía es algo positivo, sobre todo si sustituye al colorante y especialmente en platos destinados a l@s niñ@s, debido a que se sabe que algunos colorantes pueden provocar hiperactividad.

La cúrcuma tiene una acción antiinflamatoria y beneficia sobre: las articulaciones, la salud de corazón, la digestión, los pulmones y el hígado, y en procesos oncológicos.

Para una mejor absorción se debe acompañar con un poco de pimienta negra y evitar tomarla en dosis altas en personas sin vesícula biliar.

POLLO AL CURRY

Ingredientes
2 pechugas de pollo ecológico deshuesadas
1 manzana
1 plátano
1 cebolla
Coco en polvo
Almendra en polvo
Curry (en polvo o en pasta)
Leche de coco

Preparación
1– Saltear con poco aceite de coco las pechugas de pollo a tacos o en tiras. Retirar.
2– Pochar la cebolla y, cuando está lista, añadir y freír el plátano y la manzana cortado a trozos pequeños. Dejar unos minutos.
3– Añadir el pollo y, poco a poco, los demás ingredientes: el coco en polvo, la almendra en polvo y el curry. Mezclar bien.
4– Verter leche de coco hasta obtener la consistencia de la salsa, más ligera o espesa, al gusto.
5– Servir el plato acompañado de arroz rojo hervido.

INTOLERANCIAS Y ALERGIAS ALIMENTARIAS

Las alergias y las intolerancias alimentarias constituyen hoy en día un problema de salud pública. ¿En qué se diferencian las alergias de las intolerancias? Ambas son una reacción desproporcionada del sistema inmunitario a la ingestión de un determinado alimento.

En el caso de la alergia, los anticuerpos reaccionan ante un alimento alérgeno, de una forma rápida y desmedida, que normalmente se manifiesta en las mucosas y en la piel. La persona que la padece manifiesta rápidamente una serie de síntomas como urticaria, conjuntivitis y diarrea. En casos graves puede ocasionar un colapso en el aparato respiratorio, aconteciendo lo que se conoce como *shock* anafiláctico.

Cuando se trata de una intolerancia, la sintomatología pasa más desapercibida y no se manifiesta hasta dos días después de la ingestión, pero si no se le presta atención puede generar graves problemas de salud.

Debemos prestar mucha atención a las reacciones de nuestro organismo frente a los alimentos que nos sientan mal y buscar la opinión de un doctor si disfunciones digestivas como la diarrea, el estreñimiento, el dolor abdominal o los problemas de tránsito e hinchazón se repiten a menudo. Las intolerancias más frecuentes y conocidas se producen al consumir leche, soja, huevos y el gluten de los cereales como el trigo, aunque cualquier alimento puede generar intolerancia.

Aquí me referiré a tres trastornos graves producidos por la intolerancia o la alergia al gluten, a la lactosa y las proteínas de la leche y al azúcar, la fructosa y los edulcorantes artificiales, con el objetivo de entender por qué aparecen, qué hacer para superarlos y algunos consejos para vivir sin estos alimentos.

EL GLUTEN

¿Qué es el gluten?

El gluten es una proteína que se encuentra en el trigo, cebada, centeno, pero también podrían contenerlo otros granos en menor cantidad como la avena y la espelta y muchos otros aditivos alimentarios. Esta proteína está compuesta de moléculas de glutenina y gliadina, que en presencia del agua forman un enlace elástico. Hay casos en que los fabricantes de pan añaden gluten adicional con el fin de crear una textura más esponjosa. Pero esas mismas propiedades de "aglutinamiento" también interfieren con la descomposición y absorción de nutrientes, incluyendo los nutrientes de otros alimentos en la misma comida. El resultado puede ser comparado con una masa que causa estreñimiento en el intestino, dificultando una correcta digestión.

Una alimentación libre de gluten es vital para aquellos que padecen la enfermedad celíaca, que es una severa reacción gastrointestinal al gluten. Pero muchos tienen simplemente intolerancia al gluten o sensibilidad, y sobrellevan mejor una alimentación libre de gluten pero pueden consumir alimentos que contengan trazas de este al no desarrollar una respuesta alérgica a diferencia de los celíacos.

¿Qué alimentos contienen gluten?

El gluten se encuentra más comúnmente en el trigo, centeno y cebada. Sin embargo, otros cereales tales como la avena y escanda también contienen gluten, y el gluten puede estar presente en un sinnúmero de alimentos procesados sin ser catalogado como tal. Por ejemplo: maltas, almidones, proteínas vegetales hidrolizadas (HVP, por sus siglas en inglés), proteínas vegetales texturizadas (TVP, por sus siglas en inglés) y saborizantes naturales.

Seguramente en muchas ocasiones no somos conscientes de la presencia del gluten en los alimentos procesados. Conviene saber que contienen gluten las sopas preparadas, la salsa de soja, los dulces, los embutidos y varios productos bajos o sin grasa, así como los productos a base de granos refinados como el pan, masa para pizza, pasta, galletas y repostería.

Las personas intolerantes al gluten pueden comer productos con trazas. Sin embargo quienes padecen la enfermedad celíaca deben ser muy estrictos y seguir una dieta libre de gluten.

¿Por qué es perjudicial para la salud?

Las moléculas del gluten provocan que el organismo produzca unos anticuerpos que atacan la mucosa del intestino delgado. La consecuencia de esta destrucción del revestimiento del intestino es la pérdida de capacidad de absorber las vitaminas y las sales minerales, causando en algunas ocasiones síntomas como diarrea o estreñimiento, gases, náuseas y dolor abdominal.

Con el tiempo, el intestino delgado se daña e inflama cada vez más. Esto a su vez puede ocasionar una mala absorción de nutrientes y deficiencias nutricionales, anemia, osteoporosis, alteraciones del crecimiento y otros problemas de salud.

Además esta enfermedad puede causar una amplia variedad de otros síntomas que no son de naturaleza gastrointestinal, incluyendo problemas neurológicos o psicológicos, y relacionados con la piel, el hígado, articulaciones y sistema nervioso, por citar solo algunas.

¿Cómo abordar la intolerancia al gluten y la enfermedad celíaca?

Debemos diferenciar entre la celiaquía y la intolerancia al gluten. La enfermedad celíaca es un trastorno autoinmune que produce alteraciones graves en la salud. Las personas que la padecen sufren reacciones graves intestinales y tienen una mala absorción de nutrientes.

La intolerancia al gluten no es ninguna enfermedad pero hoy en día ha aumentado mucho debido a los procesos de adulteración de los cereales y elaboración de productos procesados con cantidad de emulgentes, conservantes y aglutinantes que han hecho que se estropeen las microvellosidades intestinales creando una mala absorción de nutrientes. La intolerancia al gluten, debido a esas alteraciones en los intestinos, predispone a sufrir más problemas digestivos y se manifiesta con dolores abdominales, diarrea, estreñimiento, hinchazón extrema del vientre tras las comidas, migrañas y un gran cansancio o falta de energía.

El único tratamiento para tratar la celiaquía es una alimentación libre de gluten, y ello significa abstenerse de cualquier alimento que contenga gluten. Afortunadamente hoy existe una concienciación muy elevada respecto a esta enfermedad y muchos productos que no contienen esta proteína están correctamente etiquetados como "libres de gluten".

Los granos naturalmente libres de gluten incluyen al arroz, el maíz, la quínoa, el trigo sarraceno, el sorgo, la linaza y las semillas de amaranto.

Las personas que no padecen la enfermedad celíaca pero son intolerantes al gluten no precisan ser tan estrictas con su alimentación y mi recomendación es que descubran su propio nivel de intolerancia. Por ejemplo una rebanada de pan puede no causar ninguna molestia, pero dos, sí. Generalmente, evitar el gluten durante una semana o dos es suficiente para observar una mejoría significativa.

¿Hay que eliminarlo de la dieta totalmente en las personas sin enfermedad o intolerancia?

Evidentemente si existe una intolerancia al gluten no se debe tomar, pero quienes no presentan ninguno de estos trastornos pueden y deberían tomarlo porque los productos con gluten tienen propiedades nutricionales, según han puesto en evidencia numerosos estudios recientes. Los productos con esta proteína aportan hierro, fibra, vitaminas del grupo B y otros micronutrientes. Sus sustitutos tienen más azúcar y grasa. Además, si se eliminan los productos con gluten se reducen mucho las calorías que necesitan l@s niñ@s para crecer.

Y también debemos añadir que no hay ninguna evidencia médica que ratifique que eliminar el gluten de la dieta es efectivo para luchar contra el exceso de peso, elevar el nivel de energía o simplemente sentirse más saludables. Sin embargo sí que hay evidencias de que muchas personas que no toman gluten han experimentado una mejoría en su vida.

Dicho esto, querría aportar un poco más de información respecto al trigo que se produce actualmente, no necesariamente saludable. El trigo es uno de los cultivos más extendidos en el mundo occidental. Pero el trigo de hoy en día es muy diferente al trigo cultivado y consumido por nuestros antepasados, y estas diferencias ayudan a explicar una mayor intolerancia al gluten del trigo.

Por un lado, la hibridación ha aumentado la proporción de la proteína de gluten en el trigo y por otro, la contaminación por *glisofato* también parece estar en el origen del desarrollo de la enfermedad celíaca y la sensibilidad al trigo. El *glisofato* es un ingrediente activo en un herbicida de amplio espectro muy utilizado en el cultivo del trigo en la actualidad. El uso del *glisofato* en la ingeniería genética del maíz, trigo y soja convencional está fuertemente correlacionado con una mayor incidencia de la celiaquía.

Sobrevivir y comer sin gluten

Aunque pueda parecer muy restrictiva, una dieta libre de gluten también aporta placeres en la cocina y proporciona el descubrimiento de nuevos sabores. Una alternativa necesaria es cocinar en casa con harinas de cereales libres de gluten, por ejemplo la harina de castaña o el alforfón. Propongo un reto: descubrir la textura y el sabor de un pastel en el que se mezclan cuatro harinas diferentes.

Existen varias harinas sin gluten, con sabores diferentes y se pueden mezclar para obtener diferentes productos.

Harina de arroz– Sea de arroz integral, semi integral o blanco este tipo de harina es de sabor neutro y se puede mezclar con otras harinas de sabor más pronunciado. Es una harina básica cuando se es alérgico al gluten, adecuada tanto para las recetas dulces como para las saladas. Sugiero complementar con avellanas, pistachos o almendras para obtener unos pasteles más esponjosos.

Harina de alforfón– Es una harina densa y con un sabor muy pronunciado que recuerda un poco la avellana. Tiene un color muy oscuro y combina mejor con las recetas saladas.

Harina de garbanzo– Es un poco dulce, muy suave y de un tono amarillo. Se diluye y se trabaja muy bien. Es muy habitual en la cocina de Oriente Medio y de la cuenca del Mediterráneo.

Harina de maíz– Esta harina se utiliza especialmente en recetas saladas y también como aglutinante para salsas. En México elaboran con ella panes y tortas deliciosos.

Harina de castaña– Con un color ligeramente ambarino, es una harina suave y dulce, muy adecuada para las masas de tarta, crepes, postres cremosos y cremas.

CONSEJO

Un buen pan de masa madre, elaborado de forma tradicional con harinas de cereales integrales, siempre es una mejor opción para aquellas personas que quieren bajar peso o tienen ligera intolerancia al gluten y no caer en la tentación de consumir panes y bollería sin gluten empaquetados y elaborados, en su gran mayoría, con harinas refinadas. Están llenos de azúcares, conservantes, colorantes y grasas, que en muchos casos resultan insanas.

En el capítulo de "Recetas para toda la familia" propongo dos recetas de pan sin gluten, una de ellas preparada con harina de maíz y otra con harina de alforfón.

LA LECHE Y LA INTOLERANCIA A LA LACTOSA

Para los egipcios la leche era un alimento de gran importancia, tanta que la diosa del cielo y la alegría tenía cuerpo de mujer y cabeza de vaca. También en el mundo rural era un alimento cotidiano imprescindible y hoy hay una gran variedad de leches para consumir. Entonces, ¿por qué tiene tantos detractores? Una posible respuesta es porque provoca intolerancias y alergias a una gran cantidad de personas: casi el 50% de los españoles no puede digerir la lactosa por carecer de la encima lactasa.

¿Qué es la lactosa?

La lactosa es el azúcar de la leche, pero la lactosa no solo se encuentra en la leche y sus derivados, también está presente como aditivo formando parte de muchos otros alimentos. Este azúcar se digiere en el intestino delgado gracias a una enzima llamada lactasa.

Normalmente cuando nacemos todos tenemos esta enzima para poder digerir la leche materna, pero a medida que celebramos cumpleaños, la cantidad de lactasa se va reduciendo hasta desaparecer completamente en muchas personas.

¿Qué es la intolerancia a la lactosa?

La intolerancia a la lactosa puede sobrevenir debido al estado de salud, al influir la cantidad de lactasa en el organismo. Por ejemplo, una gastroenteritis, una quimioterapia o una radioterapia pueden afectar temporalmente a la producción de lactasa. Otras patologías como la enfermedad celíaca (intolerancia al glúten) o la de Crohn (inflamación crónica de la parte final del intestino delgado) también pueden disminuir o detener su producción.

Pero también puede ocurrir a la inversa, cuando, por ejemplo, una mujer intolerante a la lactosa se vuelve tolerante durante el embarazo, debido a las hormonas.

En cualquier caso, una intolerancia a la lactosa puede suponer trastornos puntuales: hinchazón, diarreas y gases, que de ser repetitivos derivarían en problemas digestivos y de salud más graves.

¿Cómo sabemos si somos intolerantes a la lactosa?

Para saber con certeza cuándo una persona es intolerante a la lactosa, hay una prueba infalible y fácil de realizar: tomar un vaso de leche. Si en un período de tiempo, entre los 30 minutos y las dos horas, aparecen molestias, es muy probable que no tolere la lactosa.

Estos síntomas son los siguientes:

1. Surgen flatulencias pestilentes e hinchazón abdominal.
2. Aparecen dolores o calambres abdominales.
3. Tiene diarreas.
4. Sufre dolores de cabeza, dolores reumáticos o articulares.
5. Sobreviene una crisis de urticaria, aumento del eccema o dificultades para respirar.

Debemos saber que cada persona tiene su propia tasa de intolerancia a la lactosa, y según estudios, más del 70% de la población mundial digiere mal la lactosa, pero no a todos ellos se les retuercen las tripas. Por ello decimos que no todo el mundo tiene el mismo nivel de intolerancia. Habrá personas para quienes con solo tomar 7 g de lactosa ya notan la hinchazón, mientras otros lo harán tras tomar 15 g. Investigaciones realizadas por diversos científicos indican que tan solo el 20% de los intolerantes a la lactosa muestra signos de molestias si toman —de una sola vez— 12 g (equivalente a un cuarto de litro) de leche.

Aquellas personas —son muchas— que al beber el café con leche de la mañana, van rápidamente al WC con descomposición, es muy probable que muestren un primer síntoma de intolerancia a la lactosa. Si, por el contrario, toman el café con una leche vegetal y no se presentan estas molestias, será la constatación del problema provocado por la leche de vaca.

¿Todos los productos lácteos provocan intolerancia?

La leche tomada en ayunas o recién ordeñada tiene más probabilidades de causar problemas en la digestión, que bebida en otro momento del día o pasteurizada. Ayuda a digerir la lactosa de la leche, el tomarla acompañada de otros alimentos. También, algunos productos lácteos, como los yogures, contienen bacterias lácteas que asimilan la lactosa en el intestino, lo que mejora la digestión. Por último, los quesos de corteza dura, es decir, los más curados, apenas contienen lactosa, al haber sido fermentada la leche, y se digieren mejor.

El problema con la lactosa es que no está solo en los productos lácteos, bastante obvios y fáciles de identificar. Su uso como aditivo es menos evidente e igual de perjudicial para una persona con intolerancia a la lactosa. Se encuentra en la mayoría de los alimentos procesados, en mezclas o condimentos, hasta en dentífricos y medicamentos. Aquí, una lista de productos donde aparece la lactosa:

– Productos lácteos en general.
– Margarinas: muchas contienen lactosa a pesar de ser grasas vegetales.
– Embutidos: casi todos contienen lactosa añadida.
– Chocolate con leche, chocolate blanco, cremas de chocolate. El chocolate negro de calidad no contiene lactosa.
– Panadería: panes tiernos, pan de molde.
– Bollerías: galletas, dulces, pasteles, algunos turrones, algunos cereales para el desayuno.
– Postres lácteos: cremas, arroz con leche, mouse, etc.
– Helados.
– Salsas y aderezos para ensaladas.
– Sopas en conserva.
– Suplementos para deportistas.

Nuestro consejo para una persona con una intolerancia severa a la lactosa es revisar y verificar las etiquetas de todos los productos antes de comprarlos.

¿Cómo abordar la intolerancia a la lactosa?

Ante unos síntomas claros y reiterativos de intolerancia a la lactosa conviene acudir al médico para realizar un diagnóstico claro. Debemos tener en cuenta que los síntomas de la intolerancia a la lactosa son similares a los del síndrome del colon irritable. Este síndrome afecta, en Europa, al 10% de la población, por lo que existe mucha confusión entre ambas enfermedades. Lo mejor es acudir al gastroenterólogo para hacer el test del hidrógeno aspirado y comprobar así si es intolerante o no a la lactosa.

Una persona intolerante a la lactosa, evidentemente no debería consumir leche o sus derivados y sustituirlos por otros productos que aporten los mismos nutrientes. Pero se puede ayudar al organismo a retener mejor el calcio proveniente de otras fuentes disminuyendo la acidez de nuestro organismo –responsable de la excreción del calcio– . Para ello dos buenos consejos:

1– Eliminar o reducir el consumo de café y té.
2– Abandonar las bebidas carbonatadas.

¿Intolerancia a la lactosa o a las proteínas de la leche –la caseína– ?

Los productos lácteos suelen ser los responsables de la intolerancia a la lactosa, pero también puede ocurrir que la intolerancia no afecte al azúcar de la leche, sino a sus proteínas, es decir, la caseína.

La intolerancia a las proteínas de la leche es mucho menos conocida que la intolerancia a la lactosa y puede provocar numerosos problemas de salud graves.

Por ejemplo, se ha confirmado que existe un vínculo con la diabetes tipo 1.

Las personas afectadas por cualquier enfermedad articular o autoinmunitaria deberían probar una dieta sin productos lácteos y sin proteínas de la leche durante unas semanas.

Los padres deberíamos estar muy atentos a nuestros hijos si observamos que tienen mucosidad habitual y nariz tapada, pues quizás lo que realmente sufren es una intolerancia a la lactosa. En los niños con asma es recomendable descartar una probable intolerancia, en este caso, a la proteína láctea, ya que pueden estar intrínsecamente relacionados.

¿Deben eliminar completamente la ingestión de productos lácteos las personas intolerantes a la lactosa o a las proteínas de la leche?

Evidentemente las personas intolerantes a la lactosa o a las proteínas de le leche deben dejar de consumir productos como la leche y sus derivados.

Existe una gran variedad de bebidas vegetales que pueden sustituir los lácteos en el desayuno, en la merienda o en la elaboración de pasteles. Las más populares son la bebida de soja, de almendra, de avena o de arroz. Además existen otras muchas bebidas vegetales como la de avellana, de nuez, de mijo, de espelta, de quínoa, además de la conocida leche de coco. Cada una de ellas tiene unas propiedades específicas y muchas están enriquecidas con calcio.

Es preferible elegir las elaboradas con productos de cultivo biológico y que no contengan aditivos.

Y las personas que no presentan ningún tipo de intolerancia, ¿deberían dejar de tomar leche?

No me atrevo a dar una respuesta tajante a esta pregunta. Mi consejo como dietista y nutricionista es abandonar el consumo de leche y productos lácteos en la medida de lo posible. Se puede tener una alimentación equilibrada y sana sin leche y se ha comprobado que el 70% de la población mundial tiene problemas digestivos, y en algunos casos con consecuencias en el ámbito articular y reumático debido al consumo de este producto.

Pero la leche es buena para los adultos que retienen la capacidad para digerir lactosa. Para los que no tienen esa capacidad, al hacerse mayores, la leche no es buena y puede ser peligrosa.

¿De dónde obtener el calcio si no se toma leche?

El calcio es un mineral imprescindible en cualquier etapa de la vida, y muy especialmente durante el crecimiento, el embarazo y la lactancia. Es importante saber que la vitamina D ayuda a absorber mejor este importante mineral.

Lo podemos encontrar en muchos alimentos, entre ellos:

Verduras y vegetales de hojas verdes: berro, espinacas, acelgas, brócoli, lechuga, col morada, germinado de soja, judías verdes, alcachofas, entre otros.

Legumbres: garbanzos, judías, lentejas

Pescado y marisco: en especial en las sardinas en aceite

Oleaginosas y semillas sin tostar: almendras, avellanas, nuez de Brasil seca, pistachos, semillas de ajonjolí, nueces de macadamia, semillas de chía, semillas de linaza.

Os cito algunos ejemplos de equivalencia de la cantidad de calcio aportada por un vaso de leche y su correspondencia en otros alimentos.

1 Vaso de leche equivale en calcio a:
1 plato de brócoli, coliflor o col
1 cucharada sopera de semillas de sésamo
1 cucharada de postre de tahín (puré de sésamo)
1 plato de garbanzos + 2 puñados de almendras
2–3 sardinas pequeñas (con su espina)
1 vaso de bebida vegetal enriquecida en calcio

¿Cómo puedo consumir lácteos si no hay intolerancia o alergia?

Consumir lácteos fermentados de vacas libres alimentadas de manera orgánica es la mejor manera de consumir lácteos para mantener un aporte adecuado de ácidos grasos insaturados. El yogur o kéfir, con sus fermentos lácticos, facilitan la digestión de la lactosa. Ahora bien, deberían ser bio y evitar los productos azucarados. Los yogures industriales conservan pocas de las propiedades originales y son de difícil digestión.

Otras sugerencias:

- Mozzarella de búfala de Italia. Asegurarse de que es realmente de búfala.
- Ghee, un gran alimento procedente de la India. Como explico en otro capítulo, proviene de la leche de cebú y de carabao, que se deja agriar toda la noche para obtener un yogur. Ese yogur se bate para hacer leche de manteca o mantequilla. Al clarificarse, se convierte en el llamado ghee, que se conserva durante meses.
- Mantequilla casera y yogur casero. Para preparar la mantequilla en casa se parte de la nata, con una proporción de grasa entre un 33% y un 40%. Se debe batir bien fría y superar distintas fases: primero adquiere un punto cremoso, se sigue batiendo para que esté más firme, después firme y moldeable y finalmente batiéndola más se convertirá en mantequilla cremosa. Hay que eliminar la mayor parte del suero y escurrir bien.
- Para el yogur, usar un yogur bio natural y un litro de leche. Calentar la leche entre 40º y 50º y mezclar con el yogur. Dejar reposar toda la noche en un lugar cálido. Al día siguiente estará cuajado.

EL AZÚCAR, LOS EDULCORANTES Y LA FRUCTOSA

¿El azúcar causa intolerancia?

La alergia e intolerancia al azúcar es una afección bastante frecuente, aunque suele ser difícil de diagnosticar pues los malestares que genera son confundidos con otras patologías. En general los síntomas de alergia o intolerancia al azúcar aparecen un tiempo después de consumir algún alimento o bebida que contiene azúcar.

Esta alergia se desarrolla por un inadecuado funcionamiento del sistema inmunológico que ataca a las proteínas del azúcar, porque las considera una sustancia perjudicial para el cuerpo.

El cuerpo produce anticuerpos para combatir las proteínas del azúcar que se ingirió y por eso aparecen síntomas desagradables, como: inflamación de los senos sinusales, estómago y pulmones, cefaleas y dolores de cabeza, aumento de la mucosidad nasal, estornudos, congestión nasal, dolor abdominal, vómitos, náuseas, cólicos, diarrea.

¿Cómo actúa el azúcar en nuestro cuerpo?

El consumo de azúcar, presente en muchas bebidas, alimentos azucarados y como endulzante del café, la leche o los postres, hace que la glucosa aumente con rapidez en la sangre y, también, provoca una descompensación proporcional de la insulina. La insulina, a su vez, facilita la entrada masiva del azúcar en las células y, unas dos horas más tarde, esta glucosa desciende por debajo de sus niveles normales. El consumidor siente, por lo tanto, un efecto más intenso y más rápido, pero se encuentra en carencia dos horas más tarde y, además, con una sensación frecuente de falsa hambre desencadenada por la bajada de glucosa en sangre y por un retorno del malestar asociado a la subida de tensión pulsional.

Como un "chute" de droga, el efecto del azúcar es poderoso e inmediato, pero desciende con rapidez.

Los efectos nocivos son inmediatos: bloqueo de las herramientas bioquímicas, aumento de grasas circulantes, riesgo de sobrepeso y diabetes, entre otras.

¿Solo el azúcar contiene azúcar? ¿Hay otros alimentos con azúcares "malos"?

Cuando hablamos de azúcar rápidamente pensamos en los granos blancos que echamos en el café. También nos vienen a la mente, la miel, los pasteles, las tartas, las galletas, las mermeladas... todos ellos alimentos con un sabor dulce.

Pero existen productos con un buen contenido de azúcares, como el pan blanco, las patatas, el arroz blanco, las tortas de arroz inflado, y hasta las lentejas. En realidad, son largas moléculas de azúcar, llamadas almidones, cuyo consumo habitual puede acarrear graves consecuencias para la salud, como: obesidad y desarrollo de diabetes, disminución de las capacidades intelectuales, cáncer y aceleración del envejecimiento.

¿Cómo "desintoxicarnos" del azúcar?

Reducir, hasta eliminar, el consumo de azúcar no es una tarea fácil. Debemos aceptar que necesitaremos tiempo y un trabajo progresivo.

Para ello aconsejo aumentar el consumo de glúcidos lentos: pan de cereales integrales, pasta integral, cereales semi integrales o combinados con verduras o proteínas, legumbres, batatas y mandioca, calabazas, castañas, boniatos, y por supuesto la fruta. Con los glúcidos lentos la glucosa pasa, por definición, lentamente a la sangre y ayuda al aumento progresivo de la insulina, que se mantiene a niveles razonables y vuelve a descender también de manera progresiva.

La presencia de fibras (verdura) y de proteínas en la misma comida también ralentiza estos glúcidos. Un buen consejo también es cocinar dejando los alimento duros: como la pasta al dente o el arroz un tanto fuerte, como el *risotto*. O cocinar la patata con piel y dejar enfriar en la nevera 12 horas para ralentizar los glúcidos.

Todas aquellas personas con algún tipo de dependencia por el azúcar pueden volverse más estables sustituyendo en cada comida los azúcares rápidos por glúcidos lentos.

COMBATIR EL ANSIA POR EL AZÚCAR

—En el desayuno, tomar copos de quínoa, avena, trigo sarraceno, arroz, castañas con alguna leche vegetal y con frutos secos ecológicos (almendras enteras, avellanas).
—Al mediodía, añadir arroz salvaje, rojo o integral al dente, lentejas o guisantes a la ensalada.
—Incorporar a la sopa o al puré de la cena un poco de batata, calabaza o boniato.

¿Los edulcorantes artificiales son la solución?

Categóricamente, no.

En el mercado existen diferentes tipos de edulcorantes artificiales. El aspartame es uno de los más comunes, el cual también tiende a ser el peor de todos. El aspartame y otros edulcorantes artificiales son promovidos principalmente como un sustituto del azúcar para las personas con diabetes y aquellas personas con interés por cuidar su peso. Pero deben saber que se ha demostrado que los endulzantes artificiales producen exactamente los efectos opuestos:

- La investigación muestra que el aspartame empeora la sensibilidad a la insulina en un grado mayor que el azúcar.
- También se ha corroborado que el uso continuado de los edulcorantes artificiales acaba revertiendo en un aumento de peso.

Con el tiempo, esos sustitutos del azúcar también se han incluido en una amplia variedad de productos que no están enfocados directamente a las personas con diabetes y personas que cuidan su peso y han empeorado la epidemia de obesidad y la diabetes, contrariamente a lo que predican. Más de 6.000 bebidas diferentes, *snacks* y productos alimenticios lo incorporan entre sus ingredientes, por lo cual, leer las etiquetas es una necesidad cada vez mayor. Inquietantemente, los grupos de la industria alimentaria ahora están tratando de ocultar la presencia de los edulcorantes artificiales en ciertos alimentos...

En cuanto a opciones seguras, citaré "stevia" o Lo Han, dos edulcorantes naturales. Las personas con la presión arterial alta, colesterol alto, diabetes o exceso de peso, quizás tienen problemas de sensibilidad a la insulina y probablemente se beneficiarán evitando los edulcorantes artificiales.

También hay un compuesto, bajo el nombre de Eritritol, que sirve para endulzar los platos con más seguridad que cualquier edulcorante y por supuesto sin la nocividad del azúcar. El Eritritol es un azúcar alcohol, empleado como substituto de los sabores azucarados, que se produce de forma natural en frutas y alimentos fermentados y a nivel industrial se produce a partir de glucosas a las que se le aplica un tipo de levadura.

Mi consejo es que no conviene endulzar mucho los alimentos para así acostumbrarnos a los sabores naturales. Aunque, una cucharadita de Eritritol sirve para quitar un poco de amargor al café.

¿En qué consiste la intolerancia a la fructosa?

La fructosa o levulosa es el tipo de azúcar contenido tanto en la fruta como en la miel. Mientras el azúcar de mesa está formado de la unión de glucosa y fructosa, la fructosa en sí es un monosacárido formado por un solo eslabón.

Esto significa que no tiene la necesidad de ser digerida y puede pasar directamente al torrente sanguíneo desde el intestino, para finalizar su proceso en el hígado, donde se transforma en fructosa 1 fosfato, una nueva sustancia sobre la que actúa la enzima aldolasa B, responsable de la transformación de la fructosa para producir, por ejemplo, energía.

¿Cuáles son los síntomas de la intolerancia a la fructosa? ¿Y de la mala absorción de la fructosa?

La intolerancia a la fructosa afecta primordialmente en los niños y los primeros síntomas que aparecen, después del consumo de un alimento con este tipo de azúcar, son el dolor abdominal y vómitos. Si no se toman medidas rápidamente, el niño sufrirá hipoglucemias graves, dolor abdominal, irritabilidad, somnolencia, vómitos, falta de apetito y poca ganancia ponderal. También puede desarrollar una enfermedad hepática y renal severa.

Sin ser tan grave, existe también el llamado síndrome de mala absorción de la fructosa, debido a que las células intestinales no absorben de forma completa la fructosa. Los síntomas tras la ingestión de fructosa se reducen a alteraciones gastrointestinales, (parecidos a la intolerancia a la lactosa), por la fermentación de la fructosa en el colon: náuseas, diarrea, meteorismo o gases, etc... En ocasiones la intolerancia (llamada intolerancia secundaria) es debida a alguna enfermedad intestinal, por ejemplo, tras gastroenteritis, por un sobre crecimiento bacteriano, celiaquía, y podría recuperarse tras la mejoría de la enfermedad de base.

¿Cuál es el tratamiento?

1. El tratamiento en la intolerancia hereditaria a la fructosa consiste en la eliminación estricta de fructosa de la dieta, pues las consecuencias de la transgresión pueden ser graves. Dicho tratamiento se debe mantener de por vida.

La dieta de los niños con IHF se basará en la eliminación de fructosa, es decir, de azúcar, fruta, miel, verduras y productos derivados de ellas. Conviene tratar lo más rápidamente posible para evitar el daño hepático y neurológico.

2. La malabsorción de fructosa se trata con una dieta baja (no eliminación estricta) en fructosa, dependiendo de la tolerancia de cada paciente. El grado de restricción de fructosa es, pues, diferente en ambos trastornos.

Las frutas que mayor intolerancia producen son la manzana, la pera, la ciruela, la cereza, el melocotón y el albaricoque. También algunas verduras como las judías verdes, los espárragos, el tomate, el puerro y las legumbres. Los chocolates, bollería, zumos comerciales, jarabes, caramelos y chicles también suelen contener fructosa y/o sorbitol.

En cualquier caso la dieta será individualizada, y se ajustará a las necesidades reales de cada paciente y a la tolerancia del mismo, teniendo como objetivo mejorar los síntomas, con la menor restricción dietética posible.

SUSTITUTOS DEL AZÚCAR
Melazas
Sirope de agave o de arce
Estevia
Xilitol
Panela
Azúcar de coco
Azúcar de abedul

FASE 2

ALIMENTACIÓN PARA ADELGAZAR

No utilizo la palabra dieta o régimen para abordar este capítulo, sino **alimentación para adelgazar**, pues defiendo firmemente que no existe una "dieta milagro" que permita perder esos kilos de más para alcanzar el nivel de peso y de grasa deseado, y, a la vez, mantener los resultados conseguidos, asegurando la energía que cada persona precisa y adoptando una alimentación saludable. Como ya dije en mi primer libro: "hacer dieta engorda y comer adelgaza". Pero la clave no está solamente en qué comer, sino en cómo comer.

A las "dietas" dedico un capítulo más adelante, entendidas y aplicadas como unos períodos concretos de tiempo durante los cuales decidimos adoptar algún tipo de restricción alimentaria para ayudar en algún propósito concreto: rebajar el nivel de ingestión de grasas, depurar, ayudar a nuestro organismo a recuperarse de comidas tóxicas, contribuir a facilitar la reducción de peso, contribuir a limpiar alguna parte de nuestro aparato digestivo. En fin, dietas enmarcadas en el tiempo y con propósitos concretos.

Si estamos a dieta, entendida como un esfuerzo para perder peso, solo adelgazamos a base de normas y reglas excesivas, pero en realidad las dietas provocan un aumento de peso porque interrumpen las señales del cuerpo y ralentizan el metabolismo. Además, muchas dietas suprimen algunos alimentos por ser demasiado calóricos (por ejemplo, los frutos secos), un grave error, al contener estos alimentos las sustancias necesarias para nuestro cuerpo.

La palabra *régimen,* además, suena a prohibición, a restricciones sin sentido y acaba generando un sentimiento de culpabilidad cuando nos saltamos algunas de sus reglas estrictas. Hacer régimen es aburrido, muy duro de mantener y, además, un día se acaba y se vuelve a lo de antes, a comer todo aquello que seguro era lo que "engordaba".

Ya sea para adelgazar entre 2 y 3 kilos como para perder entre 10 y 15 kilos, el principio es el mismo: el total de calorías ingeridas debe ser inferior al total de calorías quemadas por el organismo. Ese principio recibe el nombre de "balance energético" y para conseguirlo se puede elegir entre disminuir las calorías consumidas mediante un régimen alimenticio estricto o bien aumentar las calorías quemadas con ejercicio. Al no disponer el cuerpo de la energía suficiente para funcionar de forma correcta pasa a recurrir a sus propias reservas para compensar ese déficit. Personalmente, sugiero una tercera vía: optar por las dos actuaciones a la vez y también aprender a realizar buenas combinaciones.

Esta es la ley universal del adelgazamiento y, dicho esto, estoy en condiciones de afirmar que cualquier dieta podría parecer efectiva. Pero ¿se pretende reducir peso o perder grasa? ¿Se busca solo un efecto inmediato y con vistas al corto plazo, o se pretende encontrar el peso y la forma ideales manteniendo una salud adecuada?

Cuando el cuerpo no obtiene suficientes calorías procedentes de la dieta (con la restricción de alimentos) utiliza las reservas acumuladas para obtener la energía necesaria. Las reservas corporales se esconden en los músculos, en las grasas corporales del tejido adiposo y en la sangre. Estas reservas, con una dieta cualquiera, sin control y sin un plan de trabajo adecuado, no se reponen al no comer lo suficiente. Numerosos estudios han puesto de manifiesto que, cuando se está a dieta, la mayoría de personas pierden mucha grasa, pero también mucho músculo y mucha masa ósea. Y esto es absolutamente contraproducente para la salud.

Es cierto que para determinados momentos de nuestra vida, quizás precisemos "apretar" un poco nuestra alimentación para conseguir no solamente perder peso, sino también reequilibrar nuestro organismo, desinflamar nuestros intestinos, y por ello propongo más adelante una serie de diferentes dietas específicas, con su forma de aplicarlas y los resultados que se pueden obtener.

Pero en esta FASE 2 de mi MÉTODO 3, he querido abordar la alimentación para adelgazar a través de una alimentación orientada a conseguir este objetivo pero también a mantenernos sanos, esbeltos y con energía, para siempre. Se acabó el hacer dieta de por vida, bienvenida la alimentación integrativa con cambio alimenticio global a largo plazo. Con la corrección alimentaria propongo asumir y tomar conciencia de los malos hábitos alimentarios con los cuales cargamos desde hace años. Propongo corregirlos y enfocar el futuro con una nueva visión.

La alimentación para adelgazar la he planificado en tres fases, al igual como aconsejaba en mi primer libro *operación adelgazar:* una primera fase de **desintoxicación y depuración**, una segunda etapa de **corrección alimentaria** y la parte final, de **mantenimiento.**

Antes de entrar de lleno en la forma de aplicar cada una de estas fases, os apunto unas pautas preliminares y de aplicación general, que ayudarán en todo el proceso y facilitarán el mantenimiento de un estilo de vida y de alimentación saludable y equilibrada.

Reducir el apetito, a fin de poder controlar, no solo la cantidad, sino sobre todo la calidad de los alimentos. Los hambrientos o bulímicos están dispuesto a comer cualquier cosa, a condición de satisfacer su "imperiosa necesidad de alimentos". Pero no es exclusivo de ellos, todos hemos sentido esa "avidez" de tomar un dulce o un pastel a media mañana o media tarde, o de beber un par de cervezas con el aperitivo. Ese impulso, que nos parece irrefrenable, debemos saber controlarlo.

Para disminuir el apetito se puede recurrir a una infusión de raíz de regaliz, que calma un poco la sensación de hambre y se puede tomar media hora antes de las comidas. O también podemos siempre tener a mano pequeños "tentempiés" que no son los típicos chips, o tacos de embutido, o una galleta. Propongo: vegetales crudos (masticar una zanahoria o unos rábanos), tomar unas cucharadas de yogur bio (no azucarado), 6 u 8 frutos secos sin tostar, algunos *pickel,* la mitad de un huevo duro, una fruta o un zumo de tomate o de fruta (natural, no envasado). Son alimentos que preparan el estómago para el esfuerzo necesario de digerir la comida y le indican que puede comenzar a fabricar los jugos necesarios para un buen desarrollo de la digestión.

Calmar la angustia y el estrés, mayormente los causantes de esa necesidad infantil de comer para tranquilizarse. Hay muchos obesos ansiosos e inquietos. Y muchos de nosotros, cuando estamos nerviosos o angustiados, nos lanzamos a devorar indiscriminadamente cualquier cosa apetecible. Podemos habituarnos a tomar a media tarde, o antes de dormir, una infusión de plantas de efectos tranquilizantes como el espino blanco, la milenrama, el corazoncillo, la valeriana o la pasiflora. Acompañadas de un poco de miel, son un buen remedio para restablecer el equilibrio emocional.

También podemos aplicar una técnica muy sencilla de auto-tratamiento orientada a permitir desbloqueos emocionales, que lleva el nombre de *fast tapping* (explico en el recuadro como llevarla a la práctica).

Llenar lo suficiente el estómago para mantenerlo activo y trabajando. Hay que dar al estómago alimentos que sea capaz de digerir bien y darle el tiempo necesario para desarrollar su tarea. Saltarse alguna comida es una pésima decisión pues el estómago necesita algo con lo que entretenerse y comenzar a trabajar, y además nuestro cuerpo necesita empezar el día con energía. Tampoco es bueno cenar en exceso, pues el estómago no tiene tiempo de digerir bien los alimentos antes de iniciar el necesario reposo nocturno.

Hacer ejercicio físico y, en la medida de lo posible, con un esfuerzo muscular potente, como hacer musculación o combate, montar en bici, correr, pues este tipo de ejercicios físicos estimula la acumulación de proteínas alimenticias en los músculos. Para muchas personas una actividad física activa es relajante, pero también quienes prefieran un ejercicio más básico, caminar es una buena opción.

Aumentar los aportes de glúcidos complejos ricos en fibras, incluyendo en cada comida y especialmente en la cena legumbres, cereales integrales, calabazas, boniatos, castañas. También, en el desayuno, priorizar la quínoa, la avena, el trigo sarraceno y el arroz, con leches vegetales y con patés de oleaginosas ecológicas (almendras enteras, avellanas, cacahuetes). A la ensalada del mediodía incorporar arroz integral, legumbres o guisantes. Y para la sopa o el puré de la cena, añadir boniatos o calabaza.

1 – DESINTOXICACIÓN Y DEPURACIÓN

El organismo cuenta con sus propios mecanismos de detoxificación y depuración, ya que, constantemente tiene que enfrentarse a una gran cantidad de toxinas. Debido a la sobrecarga de sustancias toxicas a las que estamos expuestos, estos sistemas pueden saturarse y no realizar su función correctamente. Es así como algunas de las toxinas dejan de ser eliminadas y empiezan a provocar daños en las células dando lugar a cambios en la forma y/o función.

Iniciar una alimentación equilibrada orientada a adelgazar requiere una primera fase de desintoxicación y depuración del organismo, después de muchos años de comer de cualquier manera. Se trata de limpiar el aparato digestivo por medio de una dieta vegetal y, a ser posible, aplicando enemas.

Para esta fase recomiendo dos períodos diferentes y complementarios: un primer período de estricta dieta desintoxicante, que puede durar entre 3 y 10 días, para dar paso a un segundo período que se alargará hasta cumplir 40 días, durante los cuales doy paso a una dieta antiinflamatoria. ¿Por qué 40 días? Porque es el tiempo que tarda el cuerpo en readaptarse a un nuevo cambio, como lo demuestran muchos tiempos de la biología, como las cuarenta semanas de embarazo, la cuarentena después del parto e incluso los tiempos de la Cuaresma.

Estos dos períodos son primordiales para abordar con éxito cualquier plan alimenticio saludable con el objetivo de perder peso. En el primero, estricto y concienzudo, doy a escoger tres opciones.

1– PRIMER PERÍODO y tres opciones para una depuración détox:

a) Ayunar
b) Adoptar una dieta depurativa macrobiótica
c) Programa nutricional a base de cremas, sopas, caldos e infusiones.

A) Ayuno– Si la persona está agotada física y psíquicamente, le recomiendo hacer un retiro con ayuno controlado, donde ya empieza su proceso de cambio. Puede encontrar las bondades del ayuno con terapeutas especialistas en dirigir el ayuno, al que acompañan con la práctica del yoga, la meditación, proponen caminatas por la montaña o la playa, instruyen en higiene de vida y dan nociones de alimentación saludable (al final del libro cito las referencias de algunos de ellos).

El ayuno, además de contribuir a una primera pérdida de peso, supone un "reset" para nuestro organismo y para nuestra mente. Asimismo aporta beneficios a la salud y la vitalidad y se sale de este ayuno tutelado bien motivado para seguir con el programa de pérdida de peso.

También podemos organizar el ayuno en casa, pero en este caso será de más corta duración, consultaremos a un especialista para ponernos bajo control y además tendremos en cuenta algunos consejos:

– Se puede seguir con una jornada laboral habitual, pero es aconsejable descansar, no hacer movimientos bruscos y no levantar mucho peso.
– Evitar lugares con calefacciones muy altas o todo lo que haga bajar la presión.
– El ayuno casero puede ser a base de líquidos o de algún sólido como el arroz rojo. Os explico cómo preparar el arroz rojo y también apunto dos combinaciones de líquidos para ir tomando a lo largo del día, un caldo de verduras y un caldo de frutas, con dos sabores distintos y muy apetecibles durante el ayuno.

AYUNO SÓLIDO. Dieta a base de arroz rojo para depurar

PREPARACION DEL ARROZ	PREPARACION DEL GOMASIO
Medir una taza de arroz rojo y lavarlo bien con abundante agua bajo el grifo	En un colador poner 7 cucharadas soperas de semillas de sésamo crudo y lavar bien bajo el grifo.
Escurrir bien y poner en una olla el arroz y dos tazas de agua mineral y una pizca de sal	Escurrir y poner en una sartén a fuego lento y remover constantemente hasta que las semillas estén secas y crujientes.
Poner, sin tapar, a fuego fuerte hasta que empiece a hervir.	Retirar inmediatamente del fuego y ponerlas en un plato.
Cuando hierva tapar la olla y bajar el fuego al mínimo (conviene usar un fogón más bien pequeño)	Añadir 1 cucharadita rasa de sal del Himalaya o sal marina sin refinar y triturar ligeramente con un molinillo.
Dejar hervir unos 45 minutos hasta que toda el agua se haya evaporado	

ATENCIÓN. Al preparar las semillas de sésamo en la sartén debemos estar muy pendientes de remover constantemente para evitar que se quemen. El sésamo contiene unos aceites muy delicados que, con el calor excesivo, se transforman en tóxicos. Por eso es importante evitarlo y retirar las semillas de la sartén al apagar el fuego para que no sigan tostándose.

1 – Desintoxicación y depuración

> **FORMA DE COMER EL ARROZ ROJO**
>
> Poner en un plato la cantidad de arroz deseada y espolvorear con un poco de gomasio por encima (no en exceso)
>
> También se pueden hacer bolitas con el arroz y pasarlas por encima del gomasio para que queden como "rebozadas" y guardar en bolsitas para ir comiendo durante el día.
>
> Poner un poco de este arroz en la boca y masticar bien durante mucho rato.
>
> Ir tragando el líquido que se va formando en la boca. Seguir masticando bien el arroz hasta que desaparezcan las partes sólidas.
>
> Comer con conciencia, sin prisa y sin excesivas distracciones.
>
> Si hay sed, tomar pequeños sorbitos, masticar el agua e ir tragando despacio. Intentar beber el mínimo de agua posible.

AYUNO DE CALDOS – Beber de tres a cuatro litros por día

> **CALDO DE VERDURAS**
>
> Poner en una olla cinco litros de agua con: 3 cebollas, 3 zanahorias, 1 rama de apio, 3 calabacines, ¼ de col, un puñado de perejil y una pizca de nabo seco Daikon.
> Llevar a ebullición y dejar hervir 20 minutos.
> Dejar reposar unas horas, si es posible, y colar.
> De este caldo de verduras deberán tomarse a partir del mediodía, aproximadamente unos dos litros. También beber infusiones: té Mú, té verde, té bancha.

> **CALDO DE FRUTA**
>
> Poner en una olla 5 litros de agua con: 3 manzanas, 3 peras, 3 kiwis, 1/4 de piña, y un poco de raíz de jengibre.
> Llevar a ebullición y hervir 20 minutos.
> Dejar reposar y colar.
> El caldo de frutas debe tomarse a lo largo de toda la mañana, unos dos litros más o menos, junto con infusiones: té Mú, té verde, té bancha.

> **IMPORTANTE:** Si se elige hacer ayuno en casa es siempre recomendable realizarlo bajo la supervisión de un profesional. (Como el de Lidia Blanquez, a base de concentrados de caldos o el método Ankshú, de David Berniger, un ayuno solo de agua, con acupuntura egipcia)

Debemos afrontar la realización de un ayuno solamente cuando estemos convencidos y preparados. Su efectividad depende de nuestro estado mental.

Quizás aparezcan algunas pequeñas molestias, aquí las cito, son normales.

SÍNTOMA	SOLUCIÓN
Alteración de la presión arterial	Dejar al cuerpo con su proceso, normalmente se regula a la baja.
Alteración en la circulación sanguínea	Dejar al cuerpo con su proceso, mejoran rojeces de capilares.
Algún mareo	Detener la actividad y sentarse o masticar un poco de regaliz de palo.
Algún dolor lateral por gases	Parar y esperar a que pase y poner calor en el lado derecho del cuerpo (bolsa de agua caliente o esterilla), al acabar la comida y cena.
Mal aliento	Lavarse la boca más a menudo, limpiar la lengua y usar enjuague bucal
Olor corporal más fuerte	Ducharse más frecuentemente y usar desodorantes naturales
Sequedad en la lengua	Se debe a la eliminación de toxinas, es buen síntoma, significa que el aparato digestivo se está recuperando. Raspar la lengua para retirar la saburra.
Sensación de hambre	Beber el líquido que deseemos en cada momento, porque seguramente no es hambre, es sed lo que tenemos.
¿Mascar chicle?	No, porque acelera la producción de saliva y jugos gástricos e hincha.

También, durante esta fase de ayuno y para conseguir una mayor efectividad, recomiendo acudir a un profesional para realizar una hidroterapia de colón o aplicar nosotros mismos enemas caseros – de café o de manzanilla– .

Si lo hacemos en casa, deberemos, primero, comprar una pera de goma del nº 7 en la farmacia. Preparar un café ecológico largo, bien claro, y ponerlo en un vaso. Añadir unas gotitas de aceite de girasol y rellenar la pera. Estirarse del lado derecho y aplicar el enema, con el líquido un poco tibio. Permanecer un rato tumbado y aplicar una bolsa de agua caliente o una esterilla con calor sobre el mismo lado derecho. Este enema de café está muy indicado cuando buscamos hacer una limpieza hepática.

También, siguiendo el mismo sistema, se puede preparar una infusión de manzanilla y preparar el enema con ella, especialmente cuando sentimos irritación en nuestro sistema digestivo.

B) Dieta depurativa macrobiótica– Una segunda posibilidad para abordar esa primera fase de depuración es adoptar durante diez días una dieta depurativa macrobiótica a base de sopa de miso, cereales, legumbres, cremas de verduras, sin gluten ni lactosa, ni grasas, ni azúcares y de té Mu. Aquí quiero recomendar el Plan Bienestar Blanca Galofré.

Está diseñada y preparada junto con el chef Bernard Benbassat, especialista en gastronomía macrobiótica. Este plan bienestar consiste en una monodieta de 10 días –un semiayuno macrobiótico– que tiene en cuenta las necesidades de cada persona y se presenta en raciones diarias listas para calentar y degustar. Existen dos planes: dieta básica y dieta *gourmet*.

> **DIETA BÁSICA**
>
> **En ayunas**
> Vaso de agua mineral (baja mineralización) templada–caliente con unas gotas de limón.
>
> **Desayuno**
> Taza de té bancha.
> Crêpes de sarraceno: tostar en sartén o tostador y añadir néctar de agave.
> Compota de manzana con semillas de espelta y lino.
>
> **Media mañana**
> Sopa de miso.
>
> **Almuerzo**
> Sopa de miso.
> Arroz integral con verduras (se pueden añadir unas gotas de aceite de oliva en crudo y aderezar si se quiere con miso o pasta de umeboshi).
> Postre: compota de manzana con semillas de lino y sésamo triturado.
>
> **Media tarde**
> Una taza de té verde.
> 2 tostadas de trigo sarraceno, que se pueden untar con umeboshi, miso y agave (muy poco).
>
> **Cena**
> Crema de calabaza (tomar caliente) o Gazpacho de remolacha (tomar frío).
> Lentejas con verduras de hoja verde (tomar caliente).
> Postre: compota de manzana con semillas de lino y sésamo triturado.

También hemos preparado una *Dieta Gourmet* de 10 días, más elaborada que la dieta Básica. Tiene el mismo efecto que la Básica sobre la depuración del organismo y la consecuente pérdida de volumen y peso, pero es más saciante. Incorpora una mayor variedad de alimentos y contiene muchos ingredientes terapéuticos.

> **DIETA GOURMET**
>
> **En ayunas**
> Vaso (200 ml.) de agua mineral de arcilla (se obtiene al dejar 2 cucharadas de arcilla blanca una noche en reposo en un vaso de agua mineral)
> **Desayuno**
> 6 almendras
> *Porridge* de avena
> Compota de manzana con semillas de lino
> **Media mañana**
> Té Mu
> 2 tostadas integrales sin gluten con olivada y crema de apio
> **Almuerzo**
> Verduras, legumbres y cereales sin gluten con algas
> Media tarde
> 6 almendras
> Chips de manzana
> Coulis de frambuesa y kuzú
> **Cena**
> Crema de verduras, legumbres y algas
> Mijo, quínoa y zanahoria con semillas de sésamo, calabaza y chía
> Chocolate negro con espirulina
> **Al acostarse**
> Infusión de ortiga y alcachofa o cualquier tisana

Las recetas de estas dos dietas se encuentran en el capítulo "Recetas para toda la familia"

C) Programa nutricional a base de cremas– También, y por último, se puede optar por un programa a base de cremas y sopas de verduras y frutas cocidas, ya preparadas por empresas especializadas (al final del libro indicaré algunas de ellas). Este plan depurativo está formado por programas nutricionales basados en la cocina macrobiótica, enfocados a eliminar toxinas, vitaminar y mineralizar el cuerpo, a la vez que controlar el peso.

Se trata de una dieta alcalinizante que ayuda a mantener los niveles apropiados del pH en sangre, sinónimo de salud. Los preparados están elaborados con más de 60 ingredientes naturales (sin conservantes, colorantes ni aditivos) de todas las familias de alimentos necesarias para aportar energía, vitalidad y bienestar: verduras, cereales integrales, legumbres, frutas, algas, semillas y súper alimentos.

Siguen las bases de la macrobiótica y con ello es importante señalar que los ingredientes varían cada temporada. No contienen gluten, ni lactosa y son aptos para vegetarianos. Los preparados están pensados para aplicarlos un día (One Day), tres días (básico) o de seis a nueve días (intensivo).

Con este plan se trata de sustituir la alimentación habitual de un día por los preparados líquidos. Se toman según un orden indicado, ya que el plan sigue los conceptos de la crononutrición y está diseñado para aportar todo lo que el cuerpo necesita en cada momento.

Así, el primer preparado, para tomar entre las 7 y las 9h de la mañana es energizante a base de uva, fresa, higo, violeta, melaza de arroz, granada, frambuesa, naranja, higo chumbo, maíz sarraceno, acai, grosella negra, sal gris y agua. Es un preparado para comenzar el día, de fácil digestión, transformación y asimilación.

El segundo, sirve de puente nutritivo para llegar cómodamente al mediodía con energías físicas e intelectuales. Un buen antioxidante, compuesto de zanahoria, manzana, fresa, agua, apio, nabo, jengibre, algarroba y kuzu.

Para la comida, un sustento energético completo y saciante para cubrir las necesidades energéticas, preparado a base de agua, zanahoria, azuki, quínoa, arroz integral, aceite de oliva de primera presión en frío, sésamo, guisantes, sal gris, aceite de lino, maca andina, aceite de cáñamo, cúrcuma fresca, alga kombu, curry, clorella y spirulina.

A media tarde, una merienda de transición sirve como refuerzo para llegar a la cena. Contribuye a la recuperación muscular y con ella el organismo está hidratado gracias a su composición: pera, manzana, ciruela, coco, gofio, miel, haba de cacao, lúcuma, pectina de manzana, canela, sal gris, jengibre, vainilla en rama y clavo de olor.

Acabar el día con una cena, que además de cerrar el ciclo nutricional, prepara la secuencia de un sueño reparador y relajante con el fin de permitir metabolizar los nutrientes para estructurar las energías del día siguiente. El preparado contiene calabacín, col, cebolla, quínoa, lenteja, teff, sésamo, lino, cáñamo, chía, aceite de pepita de uva, aceite de maíz, aceite de camelina, sal gris, tomillo fresco, curry y clorofila.

Además de ser una buena opción para adoptarlos en esta primera fase depurativa de la alimentación para adelgazar, soy partidaria de recomendar su aplicación al menos en dos tandas de seis días al año, aunque también es interesante hacer una tanda de tres días cada mes. El mantenimiento con un día a la semana es muy recomendable para mantener un cuerpo sano y equilibrado.

2– SEGUNDO PERÍODO– Una vez que hemos facilitado la depuración de nuestro aparato digestivo, con cualquiera de las tres opciones de détox, A, B o C, iniciaremos un segundo período hasta sumar 40 días, donde:

1– Introduzco como proteína animal los huevos ecológicos y el pescado y el marisco o cualquier producto de origen marino (aunque las personas con ácido úrico deberán ir con cuidado con el marisco).

2– Incorporo cereales sin gluten (arroz, quínoa, trigo sarraceno, mijo), legumbres, vegetales (mejor cocidos, plancha, salteados o en forma de cremas), semillas, frutos secos, aguacates y grasas saludables.

3– Elimino cualquier producto animal que pueda contener hormonas, es decir, que hayan sido tratados con hormonas, antibióticos y con una alimentación química y también elimino el pescado de piscifactoría.

4– También elimino el azúcar, los lácteos, el trigo, la cebada y el centeno (tienen gluten), en cambio sí está permitida la avena.

Con estos alimentos doy las pautas a seguir de una dieta antiinflamatoria.

¿Qué significa antiinflamatoria? Es una dieta que potencia el sistema inmune y genera bienestar y salud física y emocional y equilibra el pH de nuestro cuerpo.

¿Cuáles son las bases de una dieta antiinflamatoria?

BASES DE LA ALIMENTACIÓN ALCALINA Y ANTIINFLAMATORIA

- Alimentación ecológica porque no contiene pesticidas ni aditivos sintéticos, sin antibióticos y porque son más sabrosos.
- Alimentación vegetariana, piscivegana, macrobiótica porque es alcalinizante, equilibran el pH.
- Cocciones largas a baja temperatura, cocción al vapor, salteados, hervores cortos, a la inglesa, horneados, parrilla, al vapor.
- Menaje de vidrio, acero inoxidable, cerámicas sin plomo, barro sin esmaltar.
- Edulcorantes: sirope de agave, estevia, melazas.
- Leches vegetales: avena, arroz, espelta, de frutos secos (mejor dar hervor con una pizca de sal).
- Consumir siempre cereales integrales: arroz integral, negro, rojo, salvaje, basmati, mijo, quínoa, amaranto, trigo sarraceno (sin gluten) avena, cebada, centeno, espelta, kamut, trigo (contienen gluten).
- Pescado azul pequeño: boquerones, sardinas, caballa, y salmón salvaje, bonito y atún con moderación (por los metales pesados que contiene).
- Incrementar el consumo de legumbres: lentejas, garbanzos, judías blancas, alubías pintas (cuanto más pequeñas, mejor) guisantes, soja (ojo con la procedencia).
- Setas: Reishi, shitake, maitake, champignon del sol, salteados con ajo y perejil.
- Incrementar el consumo de crucíferas (excepto en el caso de padecer bocio) col, coles de Bruselas, col rizada, col lombarda, col china, brécol, brócoli, coliflor, rábano, nabo, chirivía.
- Introducir especias: cúrcuma, jengibre, perejil, cilantro, hinojo, comino... (sobre todo en la cocción de legumbres para que sean más digestivas).
- Tomar probióticos —estimulan el crecimiento de bacterias buenas–: yogur de cabra ecológico, kéfir de agua, chuckrut, vinagre ecológico de manzana, pasta o vinagre de umeboshi, tamari miso.

- Vino tinto joven y a poder ser ecológico: una copa por comida.
- Té verde japonés sencha o bancha, infusiones, té blanco.
- Tomar infusiones de regaliz y jengibre.
- No tomar postre, pero en caso de necesidad: acabar las comidas con manzana cocida, papaya, piña, pera.
- Las frutas crudas, en verano, tomarlas por la mañana o fuera de las comidas o antes de las comidas (son muy saludables las bayas). En invierno mejor cocidas en compota.
- Cacao negro 85% unos 20 gr. /día.
- Alimentos de la época y de ser posible Km 0.

COMBINACIONES DE ENSALADAS

Los vegetales crudos mejor tomarlos al inicio de las comidas y masticar bien para fabricar enzimas digestivas. Las ensaladas, preferiblemente de hojas verde oscuro y blandas (rúcula, canónigos) combinadas con:

+ Raíces: cellery, hinojo, apinabo, cebollino, rábanos, zanahoria, remolacha, ajo...
+ Germinados: alfalfa, de soja, de rabanitos, de cebollino.
+ Fermentados: pickles, chukrut, kéfir, tamari, miso.
+ Semillas trituradas: calabaza, lino, sésamo, girasol.
+ Grasas buenas: frutos secos sin tostar, aguacate, aceitunas, aceites de 1ª presión en frío de diferente tipo (sésamo, girasol, nuez...).
+ Vinagres de sidra o de umeboshi, limón, soja tamari o shoyu.
+ Hierbas (Herbamare); sal gris o Himalaya o gomasio. (Sésamo tostado salado.)
+ Especias: jengibre, cúrcuma, tomillo, laurel, romero.
+ Algas (en sopas, en cocción legumbres, en ensaladas).

Hay que tener en cuenta: las hojas verde oscuro blandas contienen menos celulosa y producen una menor sensación de hinchazón.

¿Y dónde encontramos las causas de una alimentación inflamatoria? ¿Cuáles son los actos de nuestra alimentación con los que estamos poniendo en peligro nuestro sistema inmune y nuestra salud?

CAUSAS DE LA ALIMENTACIÓN INFLAMATORIA

- La dieta insana –fast food– hipercalórica y salada.
- Los alimentos procesados, comidas preparadas envasadas.
- Conservantes, colorantes, saborizantes, *snacks,* las latas, cualquier alimento que contenga E.
- La carne sobre todo la hormonada (carnes rojas y de cerdo).
- Los productos lácteos (leche, quesos de vaca).
- La harina blanca refinada: pan blanco, bollería, rebozados, pasta, el gluten del trigo.
- Cereales refinados: arroz blanco y cereales desayuno.
- Los productos que contengan azúcar: azúcar moreno, miel, glucosa, edulcorantes artificiales, bebidas azucaradas.
- Aceites hidrogenados, manteca, mantequilla, margarina, grasas trans.
- Bebidas con gas, zumos y bebidas envasadas.
- Café.
- El consumo de bebidas alcohólicas, sobre todo destiladas.
- Alimentos con Índice Glucémico alto: jarabes, trigo, patatas fritas, tortas de arroz y de maíz, cuscús de trigo, mermeladas, zumos de fruta en exceso, cereales desayuno, palomitas, maíz, vinagre de Módena.
- Los ahumados – Las barbacoas (benzopirenos) – Fritos y rebozados.
- Tóxicos ambientales: pesticidas, radiaciones, metales pesados contenidos en pescados azules grandes, amalgamas dentales, químicos en cosmética y limpieza.
- Tabaco, drogas, determinados fármacos.
- Déficit de vitamina D.
- Alimentos cocinados a altas temperaturas.
- La obesidad.
- La inactividad física.
- Las infecciones causadas por virus, parásitos, hongos o bacterias.
- La mala respiración.
- Utensilios de cocina: teflón, parrillas, barbacoas, microondas, aluminio, plásticos, los de porcelana descascarillada porque liberan plomo.
- El estrés y los sentimientos negativos: depresión, miedo, angustia, rencor, ira, envidia, culpa, conflictos no resueltos, vividos en silencio y soledad.
- En caso de artritis: evitar solanáceas; patatas, tomate, pimiento, berenjenas.

Aquí, en este segundo período, propongo hacer cinco comidas al día, evitando de esta forma el riesgo de comer con ansia o de ingerir lo primero que se tiene a mano cuando se siente el estómago vacío. Estimularemos el metabolismo a trabajar más para facilitar el proceso de quemar las calorías sobrantes.

DIETA ANTIINFLAMATORIA Y DETOX

Desayuno:
a) Kéfir de cabra + 1 cucharada de semillas + 2 ciruelas pasas + 2 cucharadas de copos de avena sin gluten
b) Pan sin gluten + aguacate o aceite de oliva
c) Batido de proteínas ecológicas a base de suero láctico + té sin azúcar

Media mañana:
Una pieza de fruta o compota

Comida (primer plato)
a) Caldo vegetal
b) Sopa de miso
c) Crema de verduras

(segundo plato)
a) Pescado + pescado (marisco, molusco, tartar de salmón)
b) Verdura + pescado
c) Arroz integral + verduras
d) Quínoa + vegetal (crudo tipo ensalada o cocido)
e) Legumbres + vegetal (crudo: rúcula, canónigos, germinados, aguacate o cocido)
f) Arroz integral o salvaje + pescado

(postre)
Infusión + chocolate negro

Merienda
Plátano o frutos rojos + 2 ciruelas negras o batido de proteína vegetal

Cena
a) Crema de verduras con legumbres o cereales integrales
b) Verduras o crema de verduras + pescado o huevo o proteína vegetal

También, y antes de dar por finalizada esta primera fase de desintoxicación y depuración, quiero ofrecer algunos consejos, más allá del ámbito alimenticio, para contribuir a restablecer el equilibrio interno y evitar la inflamación, equilibrando, a su vez, el pH.

CONSEJOS PARA EVITAR LA INFLAMACIÓN Y RESTABLECER EL EQUILIBRIO INTERNO Y EL PH

— Evitar el fast food.
— Disminuir toxinas, sacar amalgamas, no fumar, no beber destilados, utilizar cosmética bio.
— Nutrir al organismo de forma correcta con alimentos ricos en vitaminas, minerales, ácidos grasos, antioxidantes y aportando suplementación en caso de necesidad.
— Aprender cocina saludable.
— Realizar ejercicios físicos moderados con frecuencia.
— Aprender ejercicios hipopresivos y técnicas de respiración.
— Evitar sobrepeso.
— Bañarse, en invierno, en bañera con 1 o 2 kg de sal marina y en el mar, en verano.
— Realizar una vez al año una hidroterapia de colon.
— Realizarse lavativas de café después de excesos o en los cambios estacionales junto con una depuración hepática.
— Beber un vaso de agua mineral templada con gotas de limón.
— Beber agua con una pizca de bicarbonato o con arcilla blanca.
— Un día a la semana hacer un semiayuno para relajar aparato digestivo, en caso de alimentación vegetariana, zumos de fruta y verduras crudas y en caso de alimentación macrobiótica, frutas y verduras cocidas.
— Tomar 10 min. de sol en la espalda para aumentar la vitamina D.
— Tan importante es lo "que se come", como "cómo se come": Cantidad moderada, la que cabe en un plato, masticar mucho, y ensalivar bien los alimentos, no comer alimentos ni muy fríos ni muy calientes, comer lento, dejar los cubiertos entre bocado y bocado, comer poca cantidad y varias veces/día. Es útil realizar un curso de "alimentación consciente".
— Cenar 3 horas antes de ir a dormir y entre la cena y el desayuno que transcurran 12 horas.
— No ingerir líquidos durante la comida para evitar diluir los líquidos gástricos y que sea más digestivo.
— Hacer comidas sencillas y buenas combinaciones.
— Comer con hambre, distinguir el hambre física de la emocional.
— Beber agua alcalina, que se obtiene de aparatos específicos para alcalinizar el agua corriente de casa.

2 – CORRECCIÓN ALIMENTARIA

Una vez que damos por superada con éxito la primera etapa, de una duración de 40 días, abordamos lo que he denominado "corrección alimentaria", que se alargará 5 o 6 semanas, hasta llegar a las 12 semanas para completar el proceso.

Una corrección alimentaria, como ya he expuesto anteriormente, significa cambiar los hábitos alimentarios responsables de provocar sobrepeso o molestias digestivas y también en ocasiones problemas de salud más importantes. Debemos aprender a escoger bien los alimentos que han de servir para obtener la energía necesaria y suficiente para mantenernos y alimentarnos bien cada día, sin tropezar con excesos de grasas saturadas o trans. El objetivo es, sin duda, reducir peso, pero también debe ser mantener esa pérdida de peso llevando una vida normal y con una alimentación basada en los productos de proximidad y sin procesados.

Con la "corrección alimentaria" propongo asumir y tomar conciencia de los malos hábitos alimentarios y enfocar el futuro con una nueva visión. Iniciamos con esta corrección una educación nutricional para permitirnos adquirir unos buenos hábitos alimentarios.

Aquí se incluyen ya más alimentos, que en general deben ser lo más variados posibles y de la mejor calidad. Es importante conseguir una diversidad de productos con los que preparar unas combinaciones atractivas y apetecibles. En este momento es primordial no sentirse culpable si se produce algún desliz en la pauta de alimentación seguida. Si algún día se comete un extra aislado, intentaremos compensar con un reajuste de la dieta.

Como fuente de proteínas tenemos los huevos, el pescado y la combinación de legumbres y cereales.

Aquí tenéis algunas pautas por seguir mientras dura esta segunda fase de corrección alimentaria.

> **En ayunas:** un chupito de licuado de manzana y jengibre.
> **Desayuno:** (a escoger).
> a) Dos tostadas de pan de cereales y semillas con aceite de oliva de 1ª presión y con un aguacate y gomasio.
> b) Crema Budwig. (según receta).
> Beber un café de cereales o té con leche vegetal.
> **A media mañana:** una infusión, una fruta entera (no en zumo) o 3 o 4 frutos secos.
> **Antes de comer y antes de cenar:** un vaso de caldo vegetal caliente, elaborado como el de la primera etapa, al que se le añade unas gotas de limón antes de beberlo.
> **Después de la comida:** té verde, rojo o infusiones digestivas.
> **A media tarde:** un plátano, 3 nueces de macadamia y un trozo de chocolate negro.
> **Después de cenar:** compota de manzana o manzana al horno o gelatina con sabor a frutas.

> **CREMA BUDWIG**
> Ingredientes y preparación
>
> 1 yogur bio desnatado de cabra, o griego o quark o requesón de cabra
> 1 cucharada de aceite de lino. Emulsionar bien y añadir:
> ¼ de limón exprimido
> 2 dátiles troceados o dos ciruelas pasas
> 9 almendras, nueces o avellanas naturales, previamente remojadas 8 horas
> Una pieza de fruta del tiempo (sin hueso)
> 1 cucharada de semillas de lino + 1 cucharada de semillas de chía + 1 cucharada de semillas de sésamo + mezcla de semillas trituradas
> 1 cucharada de quínoa cocida o 1 cucharada de copos de avena sin gluten
>
> Batir bien todos los ingredientes y al servir se puede añadir canela

En esta fase se aconseja:

INTENTAR NO COMER

- Azúcar blanco
- Chocolate con leche
- Quesos fuertes
- Carnes grasas: cerdo, cordero, embutido
- Salsa bechamel, mayonesa o salsas envasadas.
- Huevos fritos
- Harinas blancas
- Rebozados y fritos
- Bebidas azucaradas

COMER UNA VEZ AL DÍA

- Carne magra de calidad superior: ternera, buey o caballo, cocinada ligeramente (plancha de rejilla con agua debajo o cocción a fuego lento).
- Pollo, pavo o conejo eco, cocidos a fuego lento y estofados con verduras.
- Huevos pasados por agua o escaldados.
- Pescado de calidad superior, crudo marinado (en finas lonchas con limón, aceite de oliva y hierbas aromáticas) o cocido ligeramente.
- Charcutería cruda de calidad superior, es decir, jamón ibérico, cecina, bresaola.
- Marisco cocido a fuego lento.
- Frutas secas como dátiles, higos, ciruelas pasas, orejones y frutos secos como almendras, avellanas, nueces, anacardos, sin salar ni tostar.
- Legumbres de calidad (soja, garbanzos, alubias, lentejas) con verduras y cocinadas en cocción a fuego lento.
- Tofu (proteína de soja).
- Avena, arroz integral o salvaje o basmati, trigo sarraceno, mijo, quínoa (cocidos a fuego lento y mezclados con verduras).

TOMAR DOS VECES AL DÍA

- Frutas frescas y de temporada: albaricoques, piña, plátanos, cerezas, fresas, frambuesas, mandarinas, pomelo, melocotones, peras, manzanas, ciruelas. Las castañas se pueden comer cocidas.
- La fruta no debe tomarse de postre, a excepción de la manzana, la papaya y la piña, sino entre horas como aperitivos.
- Vegetales crudos (brotes verdes, endibias, brócoli, escarola, zanahoria, apio, rábanos, tomate, canónigos, col lombarda). Seguir modelo de la primera fase.
- Leches vegetales (de soja, arroz y avena, entre otras).
- Yogur o kéfir.

ALIÑOS Y ESPECIAS PERMITIDOS

- Tomar sal marina no refinada (con moderación) y sal de hierbas y el azúcar integral (con moderación).
- Los aceites deben ser vírgenes de primera presión en frío, de oliva especialmente.
- Son aceptadas las hierbas aromáticas: cilantro, eneldo, albahaca, orégano, comino.
- Miel (con moderación) y polen.
- Germinados de soja y alfalfa.
- Cebollas, ajo, perejil y alcaparras.
- Semillas de sésamo y de lino.
- Vinagre de sidra o de manzana o de umeboshi.
- Chocolate negro amargo de calidad superior.
- Pan integral de levadura madre (3 rebanadas al día), una en cada comida.
- Comer lo más crudo posible.

En esta segunda fase se introducen los hidratos complejos o, u las proteínas.

MODELO DE DIETA SEMANAL

LUNES
Comida
Ensalada de aguacate y brócoli
Wok de verduras y fideos
Infusión
Cena
Crema de coliflor y anacardos
Tataki de atún
Una tostada de pan integral
Manzana asada

MARTES
Comida
Ensalada de berenjenas
Rissotto de arroz rojo
Compota de manzana
Cena
Espinacas al modo hindú
Tortilla de calabacín
Infusión de regaliz, menta o anís

TIMBAL DE LENTEJAS O DE QUÍNOA
Preparar unas lentejas "caviar" cocidas hervidas, o quínoa, y mezclar con: aguacate troceado, tomate seco en aceite de oliva troceado, aceitunas Kalamata, piñones o anacardos o nueces macadamia, cebollino, pepinillos y cebolletas avinagrados y troceados.
Preparar una vinagreta con: aceite de oliva 1ª presión, vinagre umeboshi, soja tamari, tahin y pimienta.

MIÉRCOLES
Comida
Carpaccio de calabacín
Vieiras al pesto
Una tostada de pan integral
Piña
Cena
Crema de raíces y cúrcuma
Carpaccio de ternera
Una tostada de pan integral
Compota de manzana

JUEVES
Comida
Tarta de tomate
Timbal de quínoa y lentejas
Una tostada de pan integral
Infusión de menta, regaliz o anís
Cena
Wok de pollo con brotes de soja
Manzanas asadas

VIERNES

Comida
Crema de boniato y nueces
Pollo al curry
Una tostada de pan integral
Yogur
Cena
Gazpacho de remolacha
Rissotto de espelta
Una tostada de pan integral
Compota de manzana o manzana al horno

CREMA DE AVENA (para cenar)

Poner a hervir con agua mineral un solo tipo de verdura (calabaza o brócoli o espinacas) troceada, con un poco de sal marina.
Cuando esté blanda, añadir dos cucharadas colmadas de copos de avena finos.
Hervir unos 8 minutos y triturar.
Servir con un chorrito de aceite de oliva 1ª presión

SÁBADO

Comida
Falsa pasta
Pollo al horno
Una tostada de pan integral
Compota de manzana
Cena
Sopa de lentejas y tomillo
Blinis con salmón marinado
Gelatina

DOMINGO

Comida
Sopa de hinojo y puerros
Curry de gambas y rape
Una tostada de pan integral
Cena
Pizza
Infusión de regaliz y menta

3 – MANTENIMIENTO

Superadas las dos primeras fases (1– desintoxicación y depuración 2– corrección alimentaria), entramos en la fase que se convertirá en una "norma" de vida. Es decir, una fórmula de alimentación, un plan de alimentación para adoptar diariamente sin interferir en la forma de vida ni en las expectativas de placer depositadas en el acto de comer.

El verdadero desafío a partir de ahora es el de mantener el peso perdido y prevenir las recaídas. Solamente una estrategia bien planificada y a largo plazo puede ofrecer garantías de éxito.

Os he preparado, a modo de compilación, un cuadro importantísimo de cumplir –yo lo llamo la biblia de la buena alimentación–, En él enumero los alimentos por evitar, y al lado, una propuesta de posibles sustitutos. Solo requiere un pequeño esfuerzo para cambiar esos antiguos –y nefastos– hábitos de alimentación por unos de más saludables.

EVITAR	SUSTITUIR
Chocolate con leche	Chocolate negro 80% cacao
Leche de vaca (es indigesta para muchas personas)	Leches vegetales (de avena, de soja, de arroz, de almendras) Yogur o kéfir Queso de frutos secos
Mantequillas	Aceites vegetales crudos de oliva o de girasol 1ª presión en frío, aceite de coco, patés vegetales
Carne grasa, cerdo, cordero	Carne magra, proteína vegetal, tofu, seitán
Condimentos tipo kétchup, mayonesa de bote con conservantes, colorantes enlatados	Especias, pickles, hierbas aromáticas (albahaca, comino, orégano, ajo, perejil), alcaparras, germinados, tahí
Vinagre de Módena	Vinagre de sidra, manzana o umeboshi
Sal blanca refinada	Sal marina no refinada y algas en la cocción, sal de hierbas
Azúcar blanco	Azúcar integral (con moderación), melazas de cebada, miel (con moderación), sirope de agave, panela
Charcutería, embutidos grasos, chorizo, salchichón, fuet	Jamón de pavo, jamón ibérico, atún, ventresca, cecina, bresaola
Huevos fritos	Huevos cocidos (3 minutos)
Frutos secos tostados y salados	Piñones, semillas de sésamo, pipas de girasol, de calabaza, almendras, nueces sin tostar, anacardos, nueces macadamia
Frituras, parrilladas, rebozados	Vapor, hervidos, salteados, en papillote
Pescados de piscifactoría o muy grandes.	Pescados pequeños, salvajes, marinados, crudo en adobo con limón, hierbas, aceite de oliva y semillas de sésamo, o poco cocinados, horno, plancha, vapor
Bebidas azucaradas o gaseosas	Agua, zumos naturales, infusiones, té, café de cereales, tisanas Caldos vegetales

En esta fase, y como forma de vida por incorporar en nuestra alimentación, lo importante es planificar los menús de cada día. La improvisación puede ser esporádica pero no habitual, pues nos conduciría tanto a excesos como a carencias. Debemos mantener la fórmula presentada desde la primera fase: comer al menos cinco veces al día, el cuerpo estará más satisfecho y menos estresado y podremos llegar con más calma a la hora de la comida y la cena.

Y una regla de oro, si en la comida planificamos comer pollo, pescado o conejo, es decir, proteína, por la noche debe combinarse con hidratos de carbono complejos, presentes en los cereales integrales, los cuales aportan el beneficio de ayudar a conciliar el sueño.

Insisto, esta fase debe convertirse en la guía futura. Por eso os presento ahora una muestra de un menú tipo, donde convergen diferentes tipos de alimentos los cuales aportan un equilibrio de nutrientes beneficiosos para nuestra salud.

MENÚ TIPO

En ayunas: Licuado de frutas: ½ pomelo, ½ manzana, un trozo de endivia, una rodaja de jengibre, unas gotas de limón y, al ir a beberlo, añadir unas semillas trituradas.

Desayuno: Elegir entre:
a– Leche vegetal con cereales, muesli o granola
b– Yogur desnatado o kéfir, con 2 cucharadas de copos de avena
c– 2 o 3 tostadas de pan de levadura madre con aceite o aguacate o paté vegetal
Bebida de leche vegetal con café de cereales o té

A media mañana: Elegir entre un yogur o una pieza de fruta o frutos secos

Antes de comer (15 minutos antes): Caldo depurativo

Comida: 1er plato (a escoger)
– Ensalada verde (seguir el modelo tipo)
– Sopa juliana / Escalibada / Gazpacho / Espárragos
– Verduras cocidas sin patata o con patata cocida con piel previamente enfriada en la nevera 12 horas, o con boniato
– Menestra de verduras
– Hortalizas a la parrilla

2º plato (a escoger)
  – Lunes y domingo: Carne de cualquier tipo, pero ecológica: pollo, conejo, pavo o carne e ternera de pastoreo o hamburguesa de tofu.
  – Martes y miércoles, jueves y sábado: pescado blanco o azul o marisco
  – Viernes: dos huevos (tortilla francesa o de espinacas)
  Acompañar de una tostada de pan integral
  De postre: infusión de regaliz, jengibre o poleo menta
Merienda: Gelatina / Plátano / Chocolate / frutos secos
Cena: Tomar siempre un caldo vegetal antes de empezar y variar entre las siguientes combinaciones:
  – Crema de verduras con avena
  – Pescado o ventresca de atún en bote de cristal o sardinas o jamón de pavo o ibérico
  De postre: manzana al horno o gelatina de frutas

Se permite un día a la semana libre, pero con alimentos de calidad y moderando la cantidad.

RECETA DE GELATINA CON FRUTAS Y AGAR AGAR (100% vegana)
Ingredientes:
1l de agua
50 gr sirope de agave
6 gr de alga agar agar
Frutas (fresas, kiwi, mandarina...)

Preparación:
Poner el azúcar y las algas en un cazo con el litro de agua. Calentar a fuego medio, con tapa para que no se evapore y removiendo para deshacer bien.
En un molde, por ejemplo en forma de corona, ponemos las fresas cortadas a trocitos. Las cubrimos con la gelatina y dejamos enfriar en la nevera.

Cuando está solidificado, hacemos otra capa con el kiwi, también a trozos. De nuevo cubrimos con la gelatina. Y otra vez a la nevera.
Montamos una tercera capa con las mandarinas, cubrimos con la gelatina y a la nevera.
Finalmente, trituramos unas fresas con más gelatina y las añadimos como capa final (que será la base de la corona cuando la desmoldemos).
Otra vez a enfriar y listo para comer.

La gelatina es un alimento fácil de digerir por el organismo y con numerosos beneficios.
Tiene altos índices de proteínas que favorecen el fortalecimiento de los huesos, músculos, ligamentos y cartílagos.
Se recomienda para contrarrestar enfermedades que requieren de proteínas y como antiinflamatorio.

MUY RECOMENDADA para niños en edad de crecimiento, deportistas y ancianos.

> **CALDO DEPURATIVO**
> Para un litro de agua, poner una cebolla, una rama de apio, cuatro hojas de lechuga verde (las oscuras), perejil, dos o tres rábanos y una pizca de algas y nabo seco daikon.
> Hervir durante 20 minutos y colar.
> Tomar una taza caliente con unas gotas de limón.

Alguna noche, después de un exceso en la comida, se puede compensar tomando dos yogures o kéfir, con fruta y copos de avena o bien, en invierno, una crema de verduras con copos de avena y una compota de manzana.

También os sugiero incorporar en vuestra alimentación un día de "monodieta", especialmente indicada cuando cometemos "despistes", por asistir a una fiesta, o una cena en el restaurante, o un fin de semana gastronómico. Y ¿por qué no, en verano, dedicar un día entero a comer macedonia de frutas? Las cerezas, fresas, higos, albaricoques, uvas o melocotones se prestan bien a un día de "monodieta" y no suponen ningún sacrificio. La dieta de piña es bastante conocida en todo el mundo y puede realizarse durante unos días seguidos. Otra sugerencia para hacer una cura de invierno: una dieta a base de arroz rojo, de la que ya he hablado en el capítulo anterior, o a base de caldos.

A mí me agrada premiar mi cuerpo con un día de "dieta desintoxicante". Con ella obtenemos una combinación de acción depurativa además de la reductora de aporte graso, lo cual nos permite compensar pequeños excesos y a la vez le ofrecemos al cuerpo la posibilidad de reponerse de esos excesos.

DIETA DESINTOXICANTE

Desayuno
- Un yogur rico en probióticos
- Un puñado de cereales integrales o granola sin gluten
- Un té suave, rooibos, o té Mu

A media mañana
- Una zanahoria bien masticada o un boniato espolvoreado con canela

Comida
- Acelgas, puerros y arroz rojo, hervidos con aceite de oliva
- Una manzana cocida

A media tarde
- Un plátano o un boniato

Cena
- Sopa de cebolla y calabacín con aceite de oliva y avena
- Compota de manzana con semillas

Algunos sabios consejos para toda la vida

Una vez que hemos conseguido alcanzar el peso adecuado y una forma física a tono con nuestra forma de vida, es muy importante seguir teniendo la voluntad de mantener una dieta sana y equilibrada. Ya he hablado de los productos restringidos y los imprescindibles, he resaltado la importancia de fomentar en el hogar una nutrición integrativa para toda la familia y he recalcado también que no es necesario ser un "talibán" de la alimentación y no dejar margen a los placeres gustativos.

Como en el capítulo anterior, antes de cerrar esta segunda fase de mi Método 3, quiero proponeros algunos consejos, muy fáciles de aplicar y de los cuales se derivan grandes beneficios.

CONSEJO 1

BEBER AGUA TIBIA CON LIMÓN

Una excelente forma de empezar el día es bebiendo un vaso de agua tibia con un limón exprimido. El agua tibia de limón sirve como la perfecta "bebida de buenos días", ya que ayuda al sistema digestivo y facilita el proceso de eliminar productos de deshecho del cuerpo.

Uno de los mayores beneficios de beber agua tibia con limón es su incidencia en los procesos de pérdida de peso (acelerando esta pérdida de kilos), expulsa toxinas y es especialmente benéfica para el cuerpo.

Los limones son frutos cítricos ricos en vitamina C que también mejoran la belleza, al rejuvenecer la piel desde adentro trayendo brillo a la cara. Un vaso de jugo de limón contiene menos de 25 calorías.

UN TRUCO PARA CONSUMIR EL LIMÓN –O LIMA– ENTERO

Lavar bien el limón o lima ecológicos.
Congelar.
Usar un rallador de queso y rallar todo el limón, incluida la piel.
Espolvorear en bebidas, ensaladas, helados, sopas, pasta, salsa para la pasta, arroz, sushi...
Aporta a los alimentos un sabor inesperado y original y permite aprovechar todos los nutrientes y beneficios para la salud.

Estos son los beneficios para la salud:

1. El limón es una fuente excelente y rica en vitamina C, un nutriente esencial protector del cuerpo contra deficiencias del sistema inmunológico.

2. Los limones contienen fibra de pectina, muy buena para la salud del colon, y sirven como un antibacteriano poderoso.

3. Es alcalinizante, ayudando a regularizar el pH de la sangre, para tener una salud óptima.

4. Tomar agua de limón temprano en la mañana contribuye a desechar toxinas.

5. Ayuda a la digestión y promueve la producción de bilis.

6. Es una buena fuente de ácido cítrico, potasio, calcio, fósforo y magnesio.

7. Ayuda a prevenir el crecimiento y la multiplicación de bacterias patógenas, causantes de infecciones y enfermedades.

8. Ayuda a reducir dolor e inflamación en las articulaciones y rodillas, al disolver el ácido úrico.

9. Ayuda a curar los resfriados comunes.

10. Su contenido en potasio ayuda a nutrir las células del cerebro y de los nervios.

11. Refuerza al hígado al proveer energía a las enzimas del hígado cuando están demasiado débiles.

12. Contribuye a equilibrar los niveles de calcio y oxígeno en el hígado en caso de acidez, tomar un vaso de agua concentrada de limón puede aliviar.

13. Es inmensamente benéfico para la piel y previene la formación de arrugas y de acné.

14. Ayuda a mantener la salud de los ojos.

15. Ayuda en la producción de jugos digestivos.

16. El zumo de limón ayuda a restablecer los niveles de las sales en el cuerpo especialmente después de un ejercicio pesado.

> **ADVERTENCIA.** Es muy importante recordar que cuando el zumo de limón tiene contacto directo con los dientes, puede arruinar el esmalte. Por lo tanto, se sugiere consumir el limón diluido en agua y también enjuagarse bien la boca después de beberlo.

CONSEJO 2

COMER EN PEQUEÑAS PORCIONES

Si, en lugar de dejarnos llevar por la ansiedad y comer todo lo que se nos pone por delante, nos acostumbramos a comer en pequeñas porciones, ayudamos a controlar la elasticidad del estómago, es decir, al no acumular una gran cantidad de alimentos, el estómago no se ensancha tanto, y en consecuencia provoca sentirse satisfecho consumiendo menos alimentos.

No hablamos de cambiar el tamaño real del estómago. De él se sabe que la mayoría de personas puede mantener aproximadamente un litro de líquido en su interior. Sin embargo, sí nos referimos a la capacidad del estómago para estirarse y expandirse cuando consume una comida. Si generalmente una persona consume grandes comidas, la distensibilidad de su estómago (o capacidad de estirarse) aumentará para acomodar los alimentos. Si por el contrario, generalmente consume pequeñas cantidades de alimentos, la distensibilidad de su estómago disminuirá.

Por ello es aconsejable intentar consumir comidas más pequeñas a lo largo del día. Algunos estudios señalan que después de consumir menor cantidad de comida a lo largo de cuatro a cinco semanas, se experimenta una reducción en la capacidad del estómago.

Para aquellas personas que quieren rebajar peso, esta podría ser una buena forma de contribuir al éxito. Pero yo, personalmente, animaría a seguir esta práctica a todas aquellas personas, quienes quieren mantener unos hábitos saludables de alimentación y confían en el gran consejo de numerosos dietistas y nutricionistas: hacer al menos cinco comidas al día ingiriendo pequeñas cantidades de productos equilibrados.

CONSEJO 3

CONOCER LOS ALIMENTOS SALUDABLES

Es importante recordar la necesidad de adoptar una alimentación equilibrada, en la que estén presentes los carbohidratos, las proteínas, los aceites y las grasas, las vitaminas, los minerales, los fermentados, los probióticos y los prebióticos y también las enzimas y los polifenoles. Adjunto un cuadro resumen con la indicación de las funciones de cada uno de estos elementos y dónde obtenerlos.

ALIMENTOS SALUDABLES

Carbohidratos	Para obtener energía y vitalidad. Nutren el sistema inmunológico	Azúcares: en forma de cereales integrales darán constantemente el suministro de energía.
Proteínas	Para construir y reparar el cuerpo	Leguminosas, pescado, seitán, tempeh, tofu, proteínas animales
Aceites y grasas	Para un óptimo funcionamiento del cuerpo. Regulan la temperatura	Aceites prensados en frío sin refinar. Semillas y Frutos secos
Vitaminas	Imprescindibles para los procesos metabólicos. Fibra	Verduras de tierra (raíces redondas y hojas). Frutas
Minerales	Regulan el pH de la sangre. Sistema nervioso, músculos, huesos, dientes...	Sal marina, verduras de mar (algas) y verduras de tierra
Fermentados. Probióticos y Prebióticos	Regeneración de la flora Intestinal y buena absorción de los nutrientes	Pickles, miso, salsa de soja, chucrut
Enzimas y polifenoles	Activan los procesos metabólicos	Germinados de alfalfa, brócoli, rabanito, remolacha

Acabamos...

Al final de nuestro camino en la construcción de una existencia coherente y equilibrada, aprenderemos y conseguiremos llevar una vida armónica con lo que algunos dietistas estamos de acuerdo en llamar la proporción del 80– 20. Si practicamos el seguir una higiene vital con buenos hábitos y una alimentación saludable el 80% de nuestro tiempo, el otro 20% podremos permitirnos algún exceso sin desequilibrar nuestro organismo ni asentar malos hábitos.

ALIMENTACIÓN CONSCIENTE

A nuestro cuerpo no solo le afecta lo ingerido sino también nuestras emociones y pensamientos. A menudo dejamos que las emociones negativas como el miedo, la preocupación, la ira o la envidia, dominen nuestra mente creándonos un ruido mental generador, a su vez, de un estado de ansiedad y estrés crónico que nos lleva a comer compulsivamente o incluso a enfermar.

La mayoría de nuestro ruido mental está descontrolado y nuestros pensamientos negativos tienden a desmoralizarnos, de ahí la importancia de abordar cambios en nuestro "modo de vida", es decir, cambios generales que exigen dedicación y contribuyen a mejorar nuestra salud.

El desarrollo del Método 3 se centra en una alimentación equilibrada como medio indispensable para llevar una vida equilibrada. Junto a esta alimentación equilibrada aconsejo disfrutar de la comida con los cinco sentidos, es decir, el sabor, el olor, el tacto, el oído y la vista, haciéndola visualmente atractiva. Hemos de aprender a hacer de cada comida un festín y no un mero trámite. Por eso debemos disponer de nuestro tiempo y nuestro espacio y, a ser posible, de una compañía agradable para disfrutar juntos, compartir y relacionarnos. Y si comemos solos, gozar también de ese momento siendo conscientes de nuestra alimentación, es decir, aceptando que nos gusta lo que ingerimos y que es bueno para nuestra salud.

Si volcamos nuestras tensiones en la comida nunca comeremos bien, ni en calidad ni en cantidad y tampoco funcionará ninguna dieta ni ningún alimento.

Si estamos equilibrados emocionalmente, sin apenas ser conscientes de ello, nos alimentaremos bien y disfrutaremos proyectándonos en la comida. No juzgaremos en todo momento los alimentos, y si somos capaces de comer algo con mucho amor, aunque esté lleno de azúcares, grasas y gluten, no nos afectará, simplemente nos nutrirá. Y lo mismo ocurrirá si agradecemos los alimentos del plato y no afrontamos las comidas con miedo y energía negativa.

Sin embargo, hay momentos en nuestras vidas en los cuales factores externos nos generan angustia, estrés, fatiga, insomnio y todo a nuestro alrededor parece derrumbarse.

Muchas personas dicen sentirse agotadas, no solo al finalizar el día, sino justo al levantarse ya no tienen fuerzas para afrontar la jornada. Pero el agotamiento o el estrés no es exclusivamente una falta de energía, esconde mucho más:

1. Agotamiento físico, expresado a través de la fatiga crónica, insomnio, olvido, problemas de concentración, falta de atención, enfermedades físicas y pérdida de apetito.
2. Agotamiento emocional, "sensación de colapso interno", pérdida de perspectiva, desapego, irritabilidad, enojo frecuente, pérdida del entusiasmo, pesimismo, mayor aislamiento, apatía y desesperanza.
3. Menor rendimiento y productividad –a pesar de los mejores esfuerzos–, pérdida de autoestima, sensación de fracaso.
4. Depresión.

Con frecuencia, las personas al borde del agotamiento empezarán a consumir alcohol u otras sustancias adictivas, o crean una adicción por la comida, en un esfuerzo por sostenerse, para evitar lo inevitable.

Quiero introducir aquí una técnica para aplicar en caso de ansiedad, agotamiento, depresión o simplemente ante aquellos momentos en los cuales todo parece ir mal a nuestro alrededor, me refiero al *fast tapping*.

> **EL FAST TAPPING**
>
> El *fast taping* es una técnica consistente en dar pequeños golpes en los puntos energéticos meridianos del cuerpo.
>
> Busca liberar nuestra mente y nuestro cuerpo de las emociones negativas que nos atenazan: la tristeza, la ira, el miedo, la soledad… Principalmente se realiza en la parte superior del cuerpo; en la cara y el centro de la clavícula. Se usan para ello dos o tres dedos, dando pequeños toques en el centro de la frente, en los laterales de los ojos y debajo del ojo.
>
> Y con todos los dedos, también en el centro de la clavícula.
>
> ¿Cómo hacerlo?
>
> 1. Primero debemos identificar qué nos preocupa y verbalizarlo. Por ejemplo, si estamos tristes, elaboraremos esta frase: "Esa tristeza la suelto y la dejo ir".
> 2. Pronunciado esa frase, iniciaremos los golpecitos en la frente, después a cada uno de los lados de los ojos y después debajo de los ojos.
> 3. Seguiremos con unos golpecitos, esta vez con todos los dedos de la mano, en medio de la clavícula, siempre pronunciando las mismas palabras.
> 4. Al acabar haremos una gran inspiración y soltaremos suavemente el aire.
> 5. Para finalizar, rodearemos con toda la mano la muñeca contraria y apretaremos diciendo "paz".
>
> Si todavía sentimos opresión en el corazón o en la mente, repetiremos las mismas acciones y las mismas frases.

Alimentación consciente para el estrés

Para caminar hacia la solución hay un punto clave, aunque inicialmente podría ser difícil de aceptar, y es la necesidad de cambiar el estilo de vida. Quizás la forma de afrontar nuestras vidas no funciona y rara vez basta con solo tomar unas semanas de "descanso" mental, si de todas formas, volvemos a realizar las mismas acciones. Encontrar el equilibrio requiere un poco de esfuerzo.

¿Qué es lo primero por abordar? Hay varios frentes sobre los cuales podemos actuar:

1. Hacer ejercicio y llevar una alimentación saludable para optimizar la función mitocondrial y limitar la inflamación (con ello aportaremos el "alimento físico").
2. Tener una conciencia plena —mindfulness— o hacer algún tipo de práctica espiritual (para cubrir el "alimento espiritual"), o encontrar tiempo para meditar.
3. También es ideal tener un trabajo que se adapte a nuestra personalidad y nos proporcione un sentido y propósito a nuestra vida; como mínimo, tener las estrategias para controlar el estrés laboral cotidiano (actividades relacionadas con el trabajo).
4. Regalarnos tiempo para hacer vínculos familiares y sociales, y/o un *hobby* o trabajo voluntario (intereses relacionados con la pareja).

A estos cuatro puntos, añadiría una quinta categoría de la vida, la cual necesita equilibrio, y es dormir. La falta de sueño deteriora drásticamente la capacidad del cuerpo para manejar el estrés, y sus consecuencias no se pueden remediar en absoluto.

Trabajar en vez dormir no permite salir adelante ni lograr más objetivos, solo empeora las cosas. Debemos considerar al sueño como un "momento sagrado" que no debe ser interrumpido, y concienciarnos de esta afirmación podría ser un gran avance para poder controlar el estrés en general, y mantener el equilibrio en nuestra vida.

Si tomamos en mano nuestra salud y queremos controlar nuestro bienestar físico y psicológico, aquí sugiero un buen "menú" de pautas y recomendaciones:

> **PAUTAS**
> – Dormir más de 8 horas ininterrumpidas, con calidad de sueño.
> – Tomar el sol con moderación incluso en invierno para sintetizar la vitamina D, necesaria para nuestros huesos y nuestro ánimo.
> – Hacer ejercicio moderado con frecuencia.
> – Evitar la exposición a productos tóxicos y químicos.

> **RECOMENDACIONES**
> – Realizar un trabajo con el que nos sintamos realizados.
> – Practicar un *hobby:* leer, ir al teatro, bailar, hacer alguna actividad manual, participar en proyectos sociales, mantener un grupo de amigos para relacionarse.
> – Ser responsables de nuestra higiene de vida y de nuestra salud.
> – Reconocer los efectos de las emociones negativas y del estrés en nuestra salud y hacer un trabajo interior, necesario para liberarnos del estrés tóxico o de las persones tóxicas.
> – Hacer algún tipo de ayuno terapéutico y adoptarlo como hábito saludable en nuestra vida, pues está demostrado desde la antigüedad que hacer ayuno de vez en cuando aumenta la longevidad.
> – Fortalecer los vínculos de pareja, si se tiene, tanto a nivel emocional como sexual.

Muchas personas no entienden que el bienestar emocional es esencial para su salud física. De hecho, en términos de llevar una alimentación equilibrada, el hecho de no enfrentarse a los problemas emocionales –ya sean pequeños o grandes traumas del pasado– es la razón principal por la cual la mayoría de las personas son incapaces de mantener un control sobre lo que comen. Enseñarle a nuestro cerebro a tener pensamientos "positivos" es la clave para lograr una salud física óptima.

Una alimentación a base de alimentos enteros y reales, como los alimentos fermentados para optimizar la flora intestinal, promueve un estado de ánimo positivo y una salud mental óptima, y al mismo tiempo ayuda a recuperarse del estrés.

Por ejemplo, el chocolate negro, las bayas, el café negro orgánico, los plátanos, las grasas omega– 3 de origen animal y la cúrcuma (curcumina) suelen mejorar el estado de ánimo, mientras que otros, como el azúcar, el trigo (gluten) y los alimentos procesados, se relacionan con el mal humor.

Una de las recomendaciones alimenticias más importantes para este fin es limitar tanto los carbohidratos netos (carbohidratos totales menos fibra) como las proteínas y reemplazarlos con mayores cantidades de grasas saludables de alta calidad, como semillas, frutos secos, mantequilla cruda de vaca alimentada con pasto, aceitunas, aguacate, aceite de coco, huevos orgánicos de gallina campera y grasas animales (como la omega– 3 de origen animal).

> **EN CASO DE EMERGENCIA**
> Respirar a fondo
> Dar un paseo
> Cantar
> Llamar a un amig@
> Respirar un aceite esencial
> Darse un baño con sal marina o una ducha
> Leer un buen libro (yo recomiendo *8 días levantándome de buen humor,* de Sebas Lorente)

La respiración consciente

La respiración consciente es aquella que realizamos cuando estamos relajados, es lenta y tranquila y, además, la controlamos. Es la manera de respirar pensando en respirar. Esta forma de respirar, además de estimular la relajación del sistema nervioso, también puede tener efectos beneficiosos en la presión arterial.

La respiración profunda facilita la entrada de oxígeno en los pulmones y, al mismo tiempo, ayuda a la salida del dióxido de carbono, contribuyendo a reducir el ritmo cardíaco y la presión arterial. En la parte opuesta, una respiración superficial, no profunda, casi no mueve el diafragma y en consecuencia la parte inferior de los pulmones no obtiene todo el aire que podría, causando con ello falta de aliento y ansiedad.

¿Cómo es la respiración consciente? La mejor posición es estirada en la cama o en el sofá. Tomar aire por la boca y sentir como pasa a través de la garganta, los pulmones y notar cómo se hincha el abdomen. Retenerlo dos o tres segundos. Y dejar salir el aire lentamente, empezando por sentir cómo se va "deshinchando" el abdomen, después los pulmones y sale lentamente por la boca o la nariz. Unos cinco minutos pueden ser suficientes para sentir cómo se relaja el cuerpo.

Me gusta recurrir a la respiración consciente cuando debo centrarme en algo concreto o necesito afrontar un extra de trabajo. Simplemente, hago una pausa, sentada en la silla, pongo una mano en el abdomen e inspiro una vez, muy lentamente y en profundidad. Después suelto el aire. Es una mínima pausa capaz de proporcionarme una cierta calma y favorece una mejor concentración.

Ante un estado de nervios, para recuperar la calma o conciliar el sueño, esas respiraciones profundas, intensas, largas y lentas —siempre por la boca para facilitar la llegada del aire muy profundo en los pulmones— alivia la tensión. Es importante concentrarse en sentir cómo el abdomen crece y disminuye de tamaño.

Pasear, ir a la playa, caminar descalzos

Pasear es una de las actividades más gratificantes y puede representar una vía de escape ante las presiones cotidianas. Si caminamos, en la playa, y con los pies descalzos, alcanzamos el sumun de los beneficios para la salud física y psicológica. La combinación de los olores del salitre y los sonidos del agua tiene un efecto beneficioso para el cerebro.

1. El agua es la cura de la naturaleza para los factores estresantes de la vida. Está llena de iones positivos que aportan sensación de relajación.

2. Potencia la creatividad, despeja la cabeza para abordar problemas y proyectos de forma más creativa. Al igual como la meditación, la playa desencadena una sensación de calma permitiendo desconectar de todo lo demás y reflexionar sobre aquello que necesitamos enfocar.
3. Es un gran remedio contra la depresión.

Sentir la brisa marina en el rostro y el cuerpo, notar la calidez del sol, oler el agua del mar y conectar con la tierra a través de la arena, todos ellos contribuyen a sentirnos mejor y enfermar menos. Además, el yodo ejerce un efecto beneficioso en nuestra tiroides.

También se pueden encontrar estos efectos beneficiosos en los bosques.

Alimentación consciente para la ansiedad

No siempre comemos porque tenemos hambre. Las emociones influyen en nuestra alimentación y debemos aprender a distinguir entre el hambre física y el hambre emocional, puesto que para la mayoría de nosotros la comida no solo satisface el hambre física, sino también necesidades emocionales.

La ansiedad es un estado mental que se caracteriza por gran inquietud, una intensa excitación y una extrema inseguridad. Normalmente, la ansiedad por comer indica alguna carencia emocional.

Esto nos lleva a utilizar la comida para llenar un vacío provocado por falta de aceptación, placer, apoyo o amor; otras veces "tragamos" comida porque es lo que hacemos con las palabras, o no sabemos parar de comer porque no estamos poniendo límites en otros aspectos de la vida.

Los motivos que nos impelen a comer en exceso o de forma compulsiva o de forma desequilibrada casi siempre están relacionados con las emociones. Cuando estamos tristes o bajos de ánimo nos decantamos por alimentos ricos en azúcares, generadores de una falsa alegría. Cuando estamos estresados o irritables nos sentimos atraídos por alimentos salados y crujientes, que nos aportan una sensación de que nos relajan. Cuando estamos cansados, buscamos con preferencia alimentos energéticos para excitarnos. En definitiva, convertimos a los alimentos en una herramienta para calmar nuestras emociones, olvidando el verdadero objetivo de la comida.

Aprender a discernir si el hambre es real o emocional nos ayudará a controlar esos impulsos inconscientes, para ello invito a descubrir el origen de nuestras ansias de comer dando respuesta a las siguientes reflexiones.

HAMBRE REAL	HAMBRE EMOCIONAL
Aparece poco a poco	Aparece de repente
Apetecen diferentes opciones de comida	Tienes antojos por un determinado alimento
No es necesario satisfacerla ya	Debes comer ya
Dejas de comer cuando te sientes saciado	Sigues comiendo a pesar de estar lleno
Te sientes bien cuando acabas de comer	Sientes vergüenza, culpa, insatisfacción al terminar de comer

La ansiedad es un trastorno emocional favorecedor de la impulsividad, la cual nos domina y comemos "por los ojos", o por las ganas de tener una satisfacción inmediata. La ansiedad inhibe los mecanismos de control y empuja a comer en exceso y a tomar alimentos ricos en calorías vacías sin aportes nutritivos y además con secuelas negativas sobre nuestro peso.

Para ayudar a calmar esta ansiedad y sus consecuencias en la forma de alimentarnos deberemos hacer un gran esfuerzo, es cierto, pero será positivo si nos permite distinguir entre el hambre física y el hambre emocional. Cuando nos sintamos presos del hambre emocional, podemos aplicar algunas correcciones para ir corrigiendo esos impulsos:

– Aprender a comer cantidades moderadas y frecuentemente. Evitaremos así los deseos irrefrenables de picar o de comer cualquier cosa.

– **Masticar lentamente**, para saborear los alimentos, intentando no tragar desaforadamente.
– **Consumir alimentos de calidad**, siempre saben mejor y nos apetecerá saborearlos y masticarlos lentamente.
– **Distinguir entre hambre y sed:** al beber un vaso de agua, el hambre desaparece.

También ofrezco alternativas a las ganas de picar o de comer fuera de horas y de alimentos no demasiado saludables.

QUIERO COMER	DESEO EMOCIONAL	SUSTITUTOS
Galletas, *brownies,* pasteles, dulces	Hambre de compañía, de afecto, de tranquilidad	Fruta deshidratada, barritas de cereales caseros, verduras de raíz al horno con canela
Cerveza, colas, cava, bebidas gaseosas	Precisamos relajarnos, desinhibirnos	Agua con gas, té kombucha, limonada sin azúcar
Chips, *crackers,* frutos secos fritos y salados	Necesidad de algo crujiente, para poner un poco de chispa a la vida, emoción	Palitos de zanahoria, pepino, calabacín, apio o chips de verdura sin sal
Helados, batidos de leche	Necesidad de algo frío, para superar la apatía, el vacío emocional	Helados caseros, batidos verdes o de leches vegetales.
Kétchup, tabasco, aliños de ensalada envasados	Para sentir algo picante, excitante	Salsa casera con jengibre, ajo, guindilla

De todas formas, no pasa nada por ceder un día a un "antojo", siempre teniendo en cuenta de no perder el control sobre la cantidad y compensando el resto de días con una dieta equilibrada.

Aceptemos que tenemos una relación emocional con la comida y esta relación puede devenir insana si no afrontamos con decisión los sentimientos negativos que a veces nos atenazan después de una comida. Debemos ser capaces de vivir sin contar calorías, comiendo lo que nos apetezca en cada momento, sin culpas, sin ansiedad y sin atracones. Ahí van algunos trucos para afrontar este reto.

TRUCOS para controlar las porciones y seleccionar los alimentos
1 – Usar platos más pequeños y vasos más largos
2 – Contar el número de veces que masticamos los alimentos
3 – Medir las porciones antes de servir y no comer directamente del envase
4 – Dividir el gran envase en otros más pequeños
5 – Colocar los alimentos saludables a la vista
6 – Visualizar un botón de pausa dentro de nuestro cuerpo
7 – No prohibirse ningún alimento, sólo reducir la porción
8 – Imaginarse comiendo antes de comer
9 – Redactar una lista de distracciones
10 – Disfrutar la comida sin sentimiento de culpabilidad
11 – Llevar siempre un snack saludable de emergencia

Alimentación consciente para los trastornos alimentarios

Hay diferentes trastornos alimentarios, algunos de ellos con graves consecuencias para la salud (bulimia y anorexia) y otros que parecen inocuos (el pica–pica constante, los comedores compulsivos o los comedores nocturnos) pero no deberían considerarse menores al comportar también consecuencias para mantener una alimentación equilibrada.

Voy a describir estos trastornos con el propósito de facilitar su identificación en nosotros mismos o en personas cercanas, quienes sin duda necesitarán ayuda, primero tomando conciencia de que los padecen y después aplicando las medidas de corrección necesarias.

La **anorexia y la bulimia** son dos de los trastornos alimenticios más comunes y ambos presentan un problema psicológico muy grave como trasfondo. Estas patologías, aunque pueden padecerlas los dos sexos, son más frecuentes en mujeres y en etapas como la adolescencia o la preadolescencia. Quienes las padecen tienen un objetivo común: un deseo de adelgazar y una obsesión por controlar su peso, pero existen diferencias importantes entre ambas en relación con la conducta de los pacientes y los síntomas presentados.

En la **anorexia** la persona enferma tiene una visión distorsionada de su cuerpo, viéndose gorda aunque su peso sea muy inferior al del recomendado para su buen estado de salud. Siente verdadero terror a la obesidad o aumento de peso, por lo cual intenta adelgazar dejando de comer y restringiendo el consumo, sobre todo, de los alimentos con mayor valor calórico.

En la **bulimia,** el paciente sufre cambios bruscos de peso, debido al comportamiento adoptado en relación con la comida. Sienten un gran deseo por consumir alimentos de alto valor calórico en elevadas cantidades, episodios conocidos como "atracones", los cuales siempre van unidos a sentimientos de culpabilidad y medidas extremas como inducir los vómitos para no engordar, ingerir laxantes, abusar del ejercicio físico y seguir dietas radicales.

Anorexia y bulimia están motivados fundamentalmente por la elevada autoexigencia de las personas que las padecen, a los que se añade inseguridad, baja autoestima y el gran miedo a fracasar por tener un cuerpo distinto al modelo ideal aceptado en la sociedad. Se obsesionan por mejorar su imagen corporal perdiendo peso, lo que acarrea gravísimos problemas tanto en su salud física como psíquica. Ambas patologías son extremadamente peligrosas y necesitan un tratamiento psiquiátrico específico, precisando la ayuda de un buen especialista.

Las personas por incluir dentro del espectro de **comedores compulsivos o comedores nocturnos** son aquellas que consumen cantidades excesivas de comida en un corto período de tiempo, incluso cuando no están hambrientas. Normalmente, lo hacen en solitario, de forma privada, sin realmente gozar del placer de una buena comida y de la compañía que supone compartir mesa. Y la gran diferencia con la bulimia es que no se causa el vómito. Por ello, en muchas ocasiones ganan mucho peso, y acaba derivando, con el tiempo, a la obesidad.

Hay personas que esconden comida en la habitación, para no tener que levantarse por la noche, también en la oficina, y se buscan excusas como las de necesitar más energía para tirar adelante o se minimizan los excesos, justificándose en la excepcionalidad del momento. La depresión, la soledad o la baja autoestima están en la base de este trastorno muy perjudicial para la salud: enfermedades como diabetes, colesterol alto y presión sanguínea alta, problemas musculares y gastroenteritis tienen origen en comer en exceso y sin límites.

Una ayuda psicológica o de un *coach* nutricional es indispensable para conseguir superar este trastorno, siendo el primer paso recentrar a la persona que lo padece orientándola hacia una mejor relación consigo misma y seguir con un trabajo constante hacia la recuperación de su autoestima. También es necesario reubicar a la persona respecto a su alimentación: saborear los alimentos, no llenarse tanto la boca, degustar cada plato, comer siempre en compañía y reconducir los alimentos ingeridos.

Algunas pautas útiles para conseguir superar estos trastornos:

1– Reducir o eliminar la cafeína– La cafeína aumenta los niveles de cortisol e interfiere en el sueño, dos de las causas más importantes en el desequilibrio de las hormonas y del deseo extremo de consumir azúcares rápidos, dulces y carbohidratos. El consumo de café también afecta los niveles de azúcar en la sangre y provoca deshidratación. Estos dos efectos sobre el cuerpo pueden causar un "ansia compulsiva" de comer. Para sustituir el café, una buena opción es el té Mu, que da energía y no afecta a las niveles de azúcar en sangre.

2– Reducir la cantidad de alimentos de origen animal– Según los principios alimenticios del yin/yang, comer demasiados alimentos de origen animal (yang) puede provocar antojos de cosas dulces (yin).

3– Consumir más proteína vegetal– Los desequilibrios yin/yang también pueden ocurrir si se consume poca proteína. La proteína ayuda a sentirse lleno y satisfecho y, por lo tanto, se reducirá la necesidad de comer a todas horas. Las legumbres, por ejemplo, también ayudan a estabilizar los niveles de azúcar en la sangre y a disminuir el índice glucémico del plato haciendo la absorción del azúcar en la sangre más lenta. Otros alimentos aconsejables ricos en proteína son los frutos secos y las semillas.

4– Incrementar el consumo de grasa saludable, como el omega 3 y la fibra– Junto con las proteínas estas grasas ayudan a sentirse satisfecho durante más horas. Es importante consumir grasas saludables y alguna fuente de proteína vegetal en las comidas y entre horas: frutos secos, humus, aguacate, semillas oleaginosas (entre ellas el lino el sésamo, chía, cáñamo, girasol y calabaza) y aceite de oliva de calidad.

5– Sustituir el pan, la pasta y los carbohidratos refinados por las verduras de hoja verde. El pan se convierte rápidamente en azúcar, en cambio, las verduras de hoja verde son carbohidratos complejos de efecto saciante durante horas porque necesitan más tiempo para ser digeridas.

Esta reeducación alimenticia, unida a un sueño reparador, algo de ejercicio y unas buenas relaciones sociales, ayudarán, sin duda, a minimizar este trastorno compulsivo de comer desaforadamente y fuera de horas.

Me queda un último trastorno, menor en principio, pero no menos importante: **el picar entre comidas.** He hablado de la necesidad de hacer al menos cinco o seis comidas al día, distribuyendo los nutrientes a lo largo del día, pero cuando de estas cinco o seis comidas, se pasa a 10 o 12 porque ahora "me tomo un snack", "solo es un pequeño dulce", "por unos cacahuetes" o "mientras no llega el almuerzo"…, se convierte en un auténtico problema por los desequilibrios que producen en nuestra alimentación saludable y por las consecuencias que pueden tener también en el descontrol de nuestro peso, deberíamos ponerle freno.

También para estas personas, además de pedirles un poco de fuerza de voluntad, les propongo algunas prácticas. Si logran convertirlas en habituales les ayudarán a mantener a raya el "picoteo".

1– Comer frutas y verduras dulces– Si apetece picar algo es mejor preparar zumos depurativos con zanahorias, pepinos, apio y sandía, por ejemplo. También calabaza al horno con canela o boniatos asados. Un poco de plátano maduro con tahin o unos dátiles con manteca de almendra. Especialmente indicados para el antojo de comer dulce. De ser posible, es preferible escoger frutas de la estación y de proximidad. También vale tomar frutas secas, no fritas ni saladas.

2– Mantener el cuerpo hidratado– Los antojos de azúcar y las ganas de picar algo entre horas son señales que el cuerpo envía cuando está deshidratado. Así pues, beber un vaso de agua o una infusión puede calmar el antojo. Ahora bien, recordar que los refrescos no hidratan, están cargados de azúcares y no son saludables.

3– No comer dulces con el estómago vacío– La subida de energía rápida aportada por el azúcar al tomarlo en ayunas hará que la bajada sea también rápida, con un antojo inmediato por comer más azúcar. Si esto ocurre a primera hora de la mañana, se necesitará comer dulces a lo largo del día. Es mejor dejarlos para la merienda.

4– Comer chocolate negro puro– Si apetece chocolate, que sea lo más negro posible –entre el 70 y el 90%– , ecológico y es preferible tomarlo después de las comidas. Así no hará subir el nivel de azúcar y a la vez generará endorfinas.

5– Beber agua tibia con limón después de comer– Recomiendo siempre empezar el día con un vasito de agua tibia con limón para purificar. Tomado este vaso de agua tibia con limón después de la comida, ayuda a calmar los antojos y, al mismo tiempo, depura.

6– Reeducar el sentido del gusto– Si el "pica pica" habitualmente es de alimentos dulces, una buena opción es reeducar el sentido del gusto. Durante tres semanas limitar la ingesta de dulce al máximo. Después de este tiempo, probablemente al comer algo dulce y refinado generará menos tolerancia y se percibirán los dulces demasiados azucarados. Siguiendo con esta pauta, se aprende a disfrutar más de la dulzura natural de los alimentos. Las frutas y las verduras de raíz y redondas son las más dulces.

7– Un consejo final, cocinar los vegetales al horno con sal marina sin refinar y con canela, ayuda a sublimar el dulzor y reduce el antojo por comer dulces.

Y si a pesar de todo, hay momentos en que se precisa "algo" para picar, propongo unos pequeños tentempiés en el recuadro.

TENTEMPIES PARA EL ESTADO DE ÁNIMO

Plátanos
Chocolate negro
Nueces, macadamia o anacardos
Semillas de girasol
Piña

FASE 3

ALIMENTACIÓN ENERGÉTICA

Hace muchos siglos las antiguas tradiciones médicas orientales desarrollaron un estudio en profundidad sobre la energía de los alimentos, sus cualidades y sus defectos, aprendiendo a combinarlos y a utilizarlos para conformar unas terapias dietéticas que aportan lo mejor al cuerpo humano. La aplicación de este saber confluye en la alimentación energética y forma parte de mi Método 3: un método racional, muy consecuente con el tipo de vida que estamos acostumbrados a llevar y respetuoso con el cuerpo y la mente para obtener como resultado una alimentación y un tipo de vida más armónicos.

Una alimentación energética está especialmente indicada si queremos rendir más en el estudio, también para afrontar épocas de trabajo diario más intenso y si precisamos complementar la práctica de algún deporte más intenso. Explicaré en este mismo capítulo algunas propuestas para afrontar estos tres retos, pero antes me gustaría explicaros qué significa y en qué se base la alimentación energética.

Para afrontar este apartado hay algunos conceptos principales que considerar, como el aceptar que la preferencia o el rechazo por determinados sabores pueden identificar tendencias emocionales. Es decir, en función de si nos gusta lo salado o lo dulce, lo amargo o lo ácido o lo picante, vamos marcando nuestro carácter y nuestra manera de reaccionar y de enfrentar las emociones.

Los grandes maestros orientales relacionaron los cinco sabores principales con cinco tendencias. Por ejemplo, la necesidad de dulces o la glotonería (también la bulimia) pueden indicar una falta o una mayor necesidad de cariño. La demanda de sal quizás significa sentirse soso o buscar alegría. El mayor gusto por los alimentos amargos se relaciona con el resentimiento, y la preferencia por los ácidos podría tener similitud con las relaciones que nos resultan chocantes. Finalmente, el picante va ligado a la necesidad de dar calor a nuestra existencia.

Vamos a prestarles una poco más de atención. ¿Qué sabor nos identifica?

Preferencia por los alimentos salados

Los alimentos salados, de acuerdo con la medicina tradicional china, están íntimamente asociados con los deseos compulsivos y la ansiedad. La sal estimula el riñón y la vejiga, y su exceso puede afectar al corazón. El problema con la sal es su abuso: cada vez necesitaremos comer más y más productos salados.

Al parecer algunos miedos podrían tener su origen en una insuficiencia del riñón en términos energéticos. Para compensar ese déficit conviene aumentar el consumo de legumbres y cereales.

El sabor salado tiene sus mejores virtudes en que:

– es laxante
– estimula la función digestiva
– en cantidad moderada suaviza y desintoxica

Su exceso sobre estimula los riñones y los daña.
Algunos alimentos salados: algas, pescados, la sal

Preferencia por los alimentos dulces

La apetencia por los alimentos dulces está asociado con la preocupación. Así, al comer algo de sabor dulce se calma la inquietud y el humor excitado, aunque también puede estar asociado con sentimientos de codicia y complacencia, e incluso con la dependencia emocional.

El sabor bueno es dulce porque:

– está en mayor o menor cantidad en todos los alimentos
– el dulce en cantidad moderada armoniza, refuerza y tonifica

Algunos alimentos dulces: patata, cebolla, fruta, zanahoria, remolacha, boniato, dátiles.

Preferencia por los alimentos picantes

Cualquier picante es un excitante físico y estimula las sensaciones corporales, pero si se consume en exceso es irritante. Aunque también se asocia el hecho de desear comer picante con la tristeza. Tomar picante en dosis moderadas puede ser compensador de un estado melancólico.

El beneficio del sabor picante radica en que ayuda a tener más energía.

Algunos alimentos picantes: jengibre, mostaza, pimienta, chile, cayena y guindilla.

Preferencia por los alimentos ácidos

Preferir los alimentos ácidos es una buena opción. Al parecer los sabores ácidos y los agrios agudizan el intelecto y promueven el ingenio, aunque en exceso pueden tener un efecto negativo sobre el carácter, al volverlo amargo y provocar resentimientos.

El sabor ácido es bueno para el hígado y la vesícula. Los chinos piensan que cuando una persona tiene un carácter irascible es bueno que coma alimentos ácidos de naturaleza fresca.

Algunos alimentos ácidos: naranja, limón, vinagre, ume, lima y pickles.

Preferencia por los alimentos amargos

Como dice la misma palabra, quienes prefieren los alimentos amargos pueden tener sensaciones de insatisfacción y frustraciones, además de emociones amargas. Sin embargo, consumidos con moderación pueden aportar alegría y amor. Son recomendables para evitar la retención de líquidos.

Para combatir el insomnio y la ansiedad, ambos problemas relacionados, según la cultura china, con una insuficiencia de energía yin en el corazón, se recomienda comer frutas y verduras amargas. El sabor amargo tiene las siguientes propiedades:

- favorece la digestión y abre el apetito
- favorece el drenaje y la eliminación de líquidos

Algunos alimentos amargos: achicoria, té, café, diente de león, boldo, rúcula.

Pero la mayoría de alimentos tienen diferentes combinaciones de sabores.

ACIDO	AMARGO
Limón	Achicoria
Lima	Alfalfa
Pickles	Escarola
Chucrut	Centeno
Manzana ácida	Endibia
Ciruela ácida	Genciana

ACIDO Y AMARGO
Pomelo

AMARGO Y PICANTE
Piel de limón
Hoja de rábano
Escalonia
Nabo
Pimienta blanca
Café amargo caliente

Cada sabor, en cantidad moderada, tonifica un órgano. En exceso, lo daña. Una dieta equilibrada debe contener todos los sabores pero con preponderancia del sabor dulce. Este sabor, contenido en la mayoría de carbohidratos como granos, verduras, legumbres, frutos secos, semillas y fruta, debería acompañarse, cada día, de pequeñas cantidades de sabor amargo, salado, picante y ácido.

Alimentos para cada estación

Con base en las propiedades de los alimentos, a sus sabores, e incluso a las épocas del año de su producción, se ha conformado una alimentación que estudia los beneficios energéticos de cada uno de esos alimentos y sus mejores momentos para consumirlos, así como las mejores combinaciones para sacar el mayor partido de ellos. La implantación de este saber se define como dietoterapia energética.

El principio de la dietoterapia energética es consumir una gran variedad de alimentos pero en proporciones razonables y de buena calidad (de preferencia alimentos provenientes de la zona donde vivimos y de la época del año que corresponda), combinando sus propiedades energéticas, de forma que su interacción sea beneficiosa para nuestra salud.

Propongo diferentes combinaciones de alimentos en función de cada una de las estaciones del año, siguiendo los principios básicos de la medicina tradicional china y la profunda sabiduría contenida en las antiguas tradiciones médicas. Consumiendo estos productos conseguiremos encontrar el equilibrio energético en nuestra alimentación.

PRIMAVERA

La primavera es una estación excelente para poner en marcha nuevos proyectos. Es un buen momento para decidir abordar una nueva forma de alimentarnos. Es una estación en la cual después del frío invierno y la poca variedad de frutas, son recomendables los alimentos neutros y frescos, y en especial, los vegetales de hoja verde. En primavera encontraremos:

– Cereales: trigo, centeno, arroz integral
– Legumbres: soja verde, guisantes, habas, lentejas
– Verdura: especialmente las de hoja verde y tallos como las espinacas, acelgas, diente de león, perejil, alfalfa, espárragos, ajos tiernos.
– Germinados de soja, alfalfa
– Frutas primaverales: albaricoque, ciruela, fresón, cereza

Se recomiendan cocciones más ligeras que en invierno, como los salteados o los escaldados.

Y debemos evitar los alimentos de energía calientes como las carnes rojas, el cordero, la charcutería, los picantes, el café, el alcohol, los fritos, las salsas, las grasas saturadas y los horneados.

VERANO

En verano la energía está en su máxima expansión, los árboles dan sus frutos, el clima es caliente y seco, los días luminosos y largos. Es un buen momento para la actividad, la expansión, el movimiento y la comunicación.

En general, en verano se recomiendan básicamente los alimentos neutros, equilibrantes, y los frescos, tonificantes para los líquidos orgánicos y refrescantes. También pueden tomarse en pequeña cantidad alimentos fríos. En esta época son aconsejables:

– Las frutas y vegetales rojos como las cerezas, las fresas, la sandía, los tomates, los pimientos, el melocotón.
– Los cereales, como el maíz, el trigo y el centeno.
– Las verduras, de preferencia un poco amargas para tonificar el elemento fuego. Entre ellas la escarola, la achicoria, la endivia, los berros y la lechuga.

Nutrición integrativa para toda la familia

ACIDO Y DULCE
Manzana
Mora
Queso
Arándano
Mango
Olivas
Frambuesa
Mandarina
Tomate
Yogur

AMARGO Y DULCE
Espárrago
Apio
Lechuga
Papaya
Quínoa
Alcachofa

DULCES

FRUTAS	VERDURAS	FRUTOS SECOS
Manzana	Remolacha	Almendra
Albaricoque	Calabaza	Coco
Cereza	Zanahoria	Semillas de sésamo
Uva	Pepino	Semilla de girasol
Oliva	Acelga	Nuez
Papaya	Berenjena	Castaña
Melocotón	Lechuga	
Pera	Patata	
Fresa	Apio	
Tomate	Menta	

– Legumbres como la soja verde, las judías y las lentejas, en menor cantidad y poco cocidas. Por ejemplo en ensaladas, refrescan y son fácilmente combinables.

– El queso blanco, los pulpos, las algas y el cangrejo.

– Otras frutas como los albaricoques, el melón y los higos.

Debemos evitar todos los alimentos de energía caliente a excepción de los picantes calientes que abren los poros y refrescan la superficie del cuerpo a través del sudor. Es por esa razón que es típico de los países cálidos tomar muchas especias picantes.

OTOÑO

En otoño la naturaleza se recoge hacia dentro, caen las hojas de los árboles, la luz del día se acorta, empieza a bajar la temperatura y nuestro cuerpo se prepara para afrontar la parte del año más fría.

En general, en otoño se recomienda tomar alimentos de energía neutra que equilibran, y templada, que tonifican, y consumir preferentemente vegetales de color blanco (ajo, cebolla, nabo, jengibre, pera) y también semillas oleaginosas.

He aquí una lista de los alimentos adecuados para esta estación:

– Cereales: arroz, cebada, avena y arroz glutinoso.

– Semillas oleaginosas y frutos secos: pipas de girasol, calabaza, sésamo, almendras, castañas, nueces.

– Vegetales, en especial los blancos y los pequeños vegetales contraídos: coles de Bruselas, brécol, coliflor, cebolla, nabo, hinojo, patata pequeña.

– Legumbres: soja, azukis, lentejas, garbanzos.

– Algas, huevos (a ser posible biológicos) y lácteos magros con moderación.

– Carnes magras con moderación: pollo, ternera, pavo.

– Frutas de otoño, en cantidad moderada, mandarina, manzana y naranja.

– Plantas aromáticas: tomillo, romero, salvia.

Las cocciones deben ser más largas, con más fuego y más presión. Ahí tienen cabida los guisados, los estofados, la plancha, algún horneado, las sopas, los hervidos.

INVIERNO

El invierno, relacionado con el agua, es la época de máxima interiorización de la naturaleza, los días son más cortos, fríos y húmedos y se considera un buen momento para nuestra interiorización personal y para recargar energías a partir del descanso y de una buena y adecuada alimentación.

En invierno se recomiendan los alimentos de naturaleza neutra, templada y cantidad moderada de calientes. Insistiremos en los alimentos del mar, en especial las algas y el pescado de las profundidades, así como los alimentos de color negro: tinta de la sepia, sésamo negro, soja negra, algas, pato.

El listado de productos recomendados es extenso:

— Cereales: trigo, cebada avena, arroz, quínoa, mijo.
— Semillas oleaginosas: sésamo negro, castañas, nueces, piñones, avellanas, almendras.
— Legumbres: soja negra, lentejas, miso (un producto derivado de la fermentación de la soja, contiene un 10% de sal. Es mineralizante, alcalinizante y un gran tónico renal).
— Huesos (en el caldo), huevos (cocidos, en tortilla, duros).
— Carnes: cordero, pollo, ternera.
— Pescado blanco y azul, gambas, sepia, algas.
— Vegetales: en especial las raíces, zanahoria, nabo, hinojo, chirivía, remolacha, col.
— Frutos secos: dátiles, orejones, ciruelas, pasas, higos.
— Queso o yogur de cabra y cantidad moderada de mantequilla de leche cruda.
— Frutas: manzanas, mandarinas, naranjas, uva, mirtilo, lichi.

– Especias: canela, jengibre, ajo, mostaza, orégano, pimienta (con moderación)

Son muy adecuadas en esta estación las cocciones largas, como las sopas, los guisados, los horneados, la olla a presión, la barbacoa y la plancha.

PARA RENDIR EN EL ESTUDIO Y AFRONTAR EL TRABAJO DIARIO

Adoptar las propuestas que os he presentado en los primeros capítulos de una nutrición integrativa para toda la familia garantizan un buen equilibrio alimenticio para hacer frente a nuestra vida cotidiana, mantener una buena salud física y psíquica y cuidar nuestra silueta.

Sin embargo, hay momentos en nuestra vida, situaciones determinadas o procesos emprendidos que requieren potenciar determinados nutrientes o técnicas. Necesitamos energía para vivir bien, pero por ejemplo, afrontar el trabajo diario, o un proyecto profesional intenso, nos pide más energía. O también, los jóvenes especialmente, requieren rendir más en el estudio ante una época de exámenes o simplemente ante sus propias autoexigencias de brillantez en los estudios.

Para esos momentos unos refuerzos desde el punto de vista de la alimentación seguramente allanarán el terreno hacia la consecución de mantener nuestra forma física y psíquica en toda su capacidad.

Empecemos con la primera comida del día. El desayuno ideal debería incluir una cantidad equilibrada de hidratos de carbono, grasas y proteínas.

- Empezar el día con cereales– Desayunar cereales integrales es una gran forma de comenzar el día, ya que gracias a ellos nos aseguramos una aportación energética con hidratos de carbono de "cadena larga". Con los cereales integrales el ali-

mento irá liberando su energía lentamente sin producir picos seguidos de caídas deprimentes.
- Tomar un buen desayuno— No solamente de cereales vive nuestro cuerpo, así que el desayuno debe contener, además de estos productos— avena, lecitina de soja, germen de trigo— también otros alimentos súper energéticos como la levadura de cerveza, los frutos secos y la fruta fresca.

> Un desayuno para llenarnos de energía estaría compuesto por:
> - Avena integral cocida con leche de avena o de soja, enriquecida con nueces o piñones.
> - Acompañado de un flan de gelatina con fruta fresca

- Incorporar algas en los platos— Su concentración de aminoácidos biológicamente disponibles las hacen particularmente interesantes cuando la dieta no es abundante en proteínas. Hay muchas clases de algas y todas tienen sus virtudes. Se pueden utilizar como ingredientes en casi todos los platos.
- También los hongos son unos buenos aliados: el shitake, maitake, cordyceps y el reishi, se han usado en la medicina tradicional china para contribuir a una larga vida.
- Una última recomendación: beber zumo de açai, una fruta que proviene de la selva amazónica, rica en antioxidantes y que aporta hidratos de carbono de absorción lenta.

Propuesta de dieta para tener energía

A modo de ejemplo y muestra de una alimentación sana cuando el objetivo es combinar el deporte, ganar resistencia, energía, reponer minerales y adelgazar, os propongo una dieta muy efectiva, con las recetas correspondientes para algunas de las propuestas de platos.

DESAYUNO
–Fruta asada o compota de manzana + dos cucharadas soperas de copos de avena + 1 cucharadita de postre de semillas de cáñamo.
–Kéfir+ frutos secos sin tostar+ 2 cucharadas soperas de avena + una fruta troceada.
–*Porridge* de avena (receta en el capítulo final).
–Licuado: manzana, zanahoria, (pepino, espinacas o endivia), un poco de apio, una rodaja de jengibre, unas gotas de limón y añadir siempre 2 cucharadas soperas de copos de avena + 1 cucharada de semillas de cáñamo.
–Pan de levadura con aguacate y gomasio o patés vegetales.
–Batido de proteínas de suero láctico.
–Acompañar de infusión, té o café con leche vegetal.

MEDIA MAÑANA
–Batido de proteína vegetal o gelatina 0% o frutos secos sin sal o sopa de miso (receta adjunta) o cualquier *snack* saludable.

COMIDA
Primeros platos: Hidratos de carbono complejos.
–Verdura hervida o al vapor con patata cocida.
–Rúcula, canónigos, aguacate, tomate seco, puntas de espárragos, corazones de alcachofas, rábano, zanahoria, alfalfa germinada, pepinillo, cebolleta en vinagre + una taza de arroz integral o de lentejas o de mijo o de quínoa o de *boulgur*.
–Tabulé (receta).
–Arroz integral con verduras salteadas.
–Lentejas (receta).
–Legumbres con arroz integral o de mezcla de tres colores.
Segundos platos:
–Pescado al horno o plancha o huevos o proteína vegetal o proteína de calidad.

BULGUR CON ENSALADA O QUÍNOA
Hervir una taza de bulgur por una taza y media de agua, durante 7 minutos y cuando este frío, añadir aguacate cortado a trocitos, tomate seco en aceite de oliva, pepinillo, cebolleta en vinagre, aceituna, cebollino, aceite de oliva, vinagre normal, mostaza en grano. La misma receta es muy buena también con quínoa

TABULÉ
200 gr de quínoa
 200 gr de dados de pepino pelado y dados de cebolla tierna
El día anterior se cortan hojas de perejil y de menta hasta llenar un bol grande y se dejan secar en la nevera.
Se cuece la quínoa.
Mezclar la quínoa, la menta y el perejil bien secos, 1 cucharadita de café de sal, 120 gr de aceite de oliva arbequina y el zumo de 1 limón.

LENTEJAS GUISADAS
Poner en una "cocote" de metal grande:
300 gr de lentejas lavadas (lentejas caviar)
900 gr de agua, 1 una cucharadita de café de sal gris y el zumo de medio limón
150 gr de col trinchada sin vena
150 gr de zanahoria en rodajas
150 gr de cebolla a cuadraditos
Una pizca de curry, una pizca de cúrcuma, un poco de tomillo, una hoja de laurel, una cucharada de cebolla seca en polvo y una cucharada sopera de cep seco en polvo.
Poner todo en frío al fuego y cuando hierva bajar al mínimo, tapar y cocer durante una hora. (Vigilar que no falte agua). Añadir curry al gusto al final.

MEDIA TARDE
—Lo no tomado por la mañana o *snacks* dulces o salados saludables.

CENA (dos opciones)
1 – Sopa de miso.
  – Sopa alcalinizante.
  – Ensalada de brotes y raíces.
  – Verdura + 150 gr de proteína: pescado, pavo, pollo eco, tortilla de un huevo + una clara de huevo.
2 – Pan de levadura madre con aguacate.
  –Hummus (receta) y salmón ahumado o ventresca de atún o jamón ibérico o huevo.

SOPA ALCALINIZANTE
Hervir en 1,5 l de agua 1 patata, 1 cebolla pequeña, 1 rama de apio, ½ nabo, 2 dientes de ajo (todo cortado muy pequeño).
Añadir 1 cucharada sopera de piñones, 1 chorrito de aceite de sésamo y unos granos de sal marina.
Pasados 5 minutos añadir una tacita de arroz bien lavado, 3 cm de alga wakame previamente hidratada y troceada muy pequeña.
Hervir 20 minutos y comprobar que la sopa quede clarita.
No congelar ni conservar más de 3 días en la nevera.
Tomar 1 taza antes de comer y de cenar.

PARA COMPLEMENTAR EL DEPORTE

Si incorporamos a nuestros hábitos diarios la práctica de algún deporte, especialmente si es intenso, también debemos entender la necesidad de prestar una especial atención a la alimentación. Complementar con buenos productos y hábitos alimenticios una actividad deportiva intensa es, no solamente recomendable, sino un deber ineludible.

Cuando se trata de desarrollar una óptima salud, el ejercicio y la alimentación van de la mano; pero es importante entender que una alimentación correcta representa hasta un 80% de los beneficios para la salud obtenidos al seguir un estilo de vida saludable. Gran parte del ejercicio será en vano si se descuida la alimentación.

En términos generales, lo ideal es consumir entre 5 y 6 pequeñas porciones de comida por día, que contengan proteínas y carbohidratos (principalmente de vegetales) combinados en cada comida. Alrededor del 50% o más de las calorías debe provenir de grasas saludables, tales como aguacates, aceite de coco, mantequilla, huevos y grasa animal, que no se quema a altas temperaturas y proviene de animales criados humana y orgánicamente.

Indico seguidamente de dónde obtener las fuentes ideales de proteínas, carbohidratos vegetales y carbohidratos almidonados.

Entre las fuentes beneficiosas de proteínas se encuentran:

- Pollo orgánico (carne oscura para obtener proteínas)
- Pescado (siempre y cuando esté libre de metales pesados y otros contaminantes)
- Huevos orgánicos de gallinas criadas sin jaulas

- Carne roja magra, de animales alimentados con pastura
- Proteína de lactosuero
- Frutos secos y semillas

Entre las fuentes beneficiosas de carbohidratos (de vegetales fibrosos) se encuentran:

- Cualquier vegetal (cuando más colorido, es mejor)
- Verde oscuro, vegetales de hoja, tales como las espinacas
- Manzanas
- Toronja

Las mejores fuentes de carbohidratos amiláceos son:

- Arroz integral o salvaje
- Ñames/ batatas dulces o boniato
- Plátanos

Propuestas para un buen plan de entrenamiento

Un plan de entrenamiento que sea eficaz y eficiente con el tiempo, debe incluir dos sesiones de cardio y dos sesiones de resistencia (levantamiento de pesas) por semana. Las sesiones de cardio son para quemar las grasas; y las sesiones de entrenamiento de resistencia son para desarrollar músculo y esculpir el físico.

En las sesiones de cardio recomiendo series como he explicado en el capítulo anterior y en las de entrenamiento de resistencia recorriendo alta intensidad en breve tiempo.

Es importante combinar una proteína de calidad y un carbohidrato (un vegetal fibroso) juntos en cada comida, no importa si es un día de entrenamiento de resistencia, un día de cardio en intervalos, o un día donde no realice entrenamiento.

De hecho, existe un secreto nutricional muy bien guardado en el fisiculturismo de competencia y en el mundo de *fitness*. Se llama "ciclo de carbohidratos o alimentación zigzag". Funciona muy bien para desarrollar músculos y perder grasas. Es un concepto muy simple. Simplemente, debemos añadir una pequeña porción de carbohidratos almidonados a dos o tres comidas, a lo largo del día, en los días en los cuales se realiza el entrenamiento de resistencia. Esto ayuda al cuerpo y músculos a obtener más combustible para compensar el gasto de gran cantidad de energía requerida en los entrenamientos de resistencia.

Además, así se hace más fácil evitar consumir carbohidratos almidonados, tales como panes y pastas, en otro momento de la semana, cuando se es más susceptible de almacenarlos como grasas, debido a la baja actividad física.

Este enfoque parece ayudar a la mayoría de las personas a tener la mentalidad de apegarse a este enfoque nutricional como una solución y un estilo de vida a largo plazo.

¿Se debe comer antes de hacer ejercicio? Si se ha de realizar un ejercicio de larga duración, es decir de más de dos horas, es adecuado comer carbohidratos de fácil digestión, dos horas antes. Si se trata de hacer un ejercicio de menos de una hora, no es necesario, será suficiente una hidratación correcta. Hacer ejercicio físico en situación cetogénica (es decir, quemando grasas en vez de glucosa) puede ser de gran ayuda para mejorar el rendimiento.

También es importante controlar lo que se **come después de un entrenamiento**. Deben ser diferentes las ingestas después de un entrenamiento cardiovascular de las de un entrenamiento de resistencia.

Después del entrenamiento cardiovascular, se debe esperar entre 45 y 60 minutos, y luego consumir una fuente de proteínas (alimentos enteros) de alta calidad y carbohidratos de tipo vegetal. Un ejemplo sería la ensalada de espinacas y algún pollo orgánico.

Mientras que la mejor comida después de hacer entrenamiento en los días de entrenamiento de resistencia es la proteína de lactosuero de leche y un carbohidrato glucémico (almidón liberado rápidamente) más elevado (como el plátano).

Las proteínas y las mujeres

Quiero incidir en este apartado en una cuestión causante de cierta inquietud en muchas mujeres. ¿Tomar proteínas ayuda a tener mayor capacidad de resistencia sin engordar? ¿Pueden las mujeres tomar batidos proteicos y no temer por un crecimiento muscular exagerado? ¿Cuánta proteína necesitan las mujeres cuando practican deporte intenso?

Vayan por delante dos constataciones:

1– Tomar proteínas es una de las claves para obtener una figura firme y tonificada.

2– Los batidos proteicos no son exclusivos para los hombres.

La cantidad adecuada de proteína incluida dentro del plan nutricional marcado por cada persona depende de dos factores: los objetivos físicos perseguidos y el nivel de actividad deportiva por realizar. Cuanto más reducida es la cantidad de calorías consumida diariamente, más elevada debería ser la proporción de proteína en la dieta. La proteína prolonga la sensación de saciedad y evita los ataques de hambre.

La sensación de hambre prolongada y subliminal que dura todo el día puede ser el indicio de una alimentación baja en proteínas. Comparadas con los carbohidratos y las grasas, las proteínas "entretienen" durante más tiempo a nuestro cuerpo, pues su metabolización implica un mayor esfuerzo. Nuestro organismo descompone la proteína consumida en aminoácidos individuales que serán después asimilados. Este periodo digestivo más prolongado contribuye a que las proteínas nos sacien durante más tiempo.

Las mujeres deben aceptar una realidad: desarrollar una musculatura como la masculina de forma natural es imposible debido al nivel considerablemente menor de secreción de testosterona de las mujeres con respecto a los hombres. Las mujeres son por lo tanto incapaces de desarrollar musculaturas poco naturales desde una perspectiva biológica. Consumir proteínas ayuda, sin duda, a obtener una musculatura tonificada.

Por eso son recomendables los batidos proteicos. En general, y especialmente, las mujeres amantes de una actividad deportiva intensa, deberían descartar los mitos relacionados con el *fitness* femenino y los batidos proteicos. Estos pueden ser de gran ayuda para lograr los objetivos marcados, especialmente cuando estos consisten en adelgazar y en perder grasa corporal. ¿Cuál es el problema? Al hacer dieta se ingieren menos calorías de las gastadas, por ello la reducción de peso. Pero, antes de verse afectadas las reservas de grasa, primero se pierden agua y musculatura. Los batidos proteicos contribuyen a cubrir las necesidades de proteína protegiendo la musculatura y sin dejar de reducir la grasa corporal. **Aconsejo los batidos proteicos biológicos con proteínas de calidad, tipo suero láctico.**

Con las proteínas ayudaremos a nuestro cuerpo a quemar calorías de forma efectiva. Al reducir el consumo de carbohidratos y grasas y practicar ejercicio muscular de alta intensidad en breve tiempo y en forma isométrica, conseguiremos, el cuerpo tonificado y en forma deseado por todas las mujeres.

PARA TENER EN CUENTA

¿Qué mujer no quiere tener un trasero firme o unos brazos y muslos bien definidos?

Tener una figura firme y definida requiere un entrenamiento con pesas pesadas, la incorporación de proteínas en la alimentación y complementar la dieta con alimentos deportivos de manera sensata.

A fin de cuentas, lo importante es encontrar el equilibrio perfecto entre entrenamiento y alimentación. La regla en este caso confirma el éxito derivado en un 70% de la alimentación y en un 30% del entrenamiento.

Un reconstituyente y complemento indicado para aquellas personas que practican deporte de intensidad, se puede obtener con esta receta casera. Y, además, es muy adecuada para muscular.

GELATINA DE HUESO

Ingredientes
1 hueso de rodilla de ternera
2 huesos de tuétano
1 hueso de jamón ibérico
1 pie de cerdo partido por la mitad
4 patas de pollo eco

Preparación
1– Hervir todos los huesos en una olla de agua con vinagre para limpiarlos. Escurrir.
2– Poner en una sartén o el horno para dorar y secar.
3– En un cazo verter 2 l de agua mineral, hierbas de caldo y verduras –col, zanahorias, apio, nabo, romero, tomillo, laurel– y un poco de pimienta.
4– Hervir durante 12 horas a fuego lento (puede ser intermitente).
5– Dejar enfriar, sacar la capa de grasa, colar y guardar en la nevera en botellitas para ir bebiendo a ratos.
6– Las verduras se pueden aprovechar para tomar en alguna comida.

HIGIENE DE VIDA

Las radiaciones electromagnéticas

Vivimos en un mundo tecnológicamente avanzado y damos por buenos los nuevos dispositivos y medios de comunicación, sin tomarnos un poco de tiempo para conocer las consecuencias de su uso. ¿Son inocuos los teléfonos móviles? ¿Las redes wifi del hogar, de los hoteles, de los centros de trabajo, son seguras para nuestra salud? ¿Nuestros hogares están "hiper cableados"?

Sin tener una constatación firme de su nocividad, cada vez más evidencias sugieren que la radiación de campos electromagnéticos de los teléfonos móviles puede provocar crecimiento celular anormal y cáncer. Ya en 2011, la evidencia fue lo suficientemente sólida como para que la Agencia Internacional de Investigación sobre el Cáncer, el órgano de investigación sobre el cáncer de la Organización Mundial de la Salud, declarara a los celulares como unos elementos "posibles carcinógenos" del Grupo 2B.

Otros estudios apuntan a que la exposición a las radiaciones electromagnéticas también puede desempeñar un papel importante en el cáncer testicular y la infertilidad masculina. Los estudios han relacionado la exposición a la radiación electromagnética de bajo nivel de los teléfonos móviles a una reducción del 8% en la motilidad de los espermatozoides y una disminución del 9% en la viabilidad de los mismos. Los ordenadores portátiles equipados con Wi–Fi, también se han vinculado con una menor motilidad del esperma y mayor fragmentación del ADN espermático después de tan solo cuatro horas de uso.

Para muchos investigadores los estudios realizados sobre este tema, proporcionan nuevas evidencias respecto a los efectos adversos para la salud debidos a la exposición a los campos electromagnéticos en la vida cotidiana.

A continuación apunto algunas sugerencias para intentar reducir la exposición a las radiaciones electromagnéticas.

- Conectar el ordenador de escritorio a internet por medio de una conexión por cable. También evitar los teclados, ratón, sistemas de juegos, impresoras y teléfonos de casa inalámbricos. Optar por las versiones con cable.
- Si se precisa usar Wi–Fi, apagarlo cuando no esté en uso, sobre todo durante la noche.
- Apagar la corriente eléctrica hacia la habitación durante la noche. Por lo general sirve para reducir los campos eléctricos de los cables de la pared.
- Cambiar el horno de microondas por un horno de convección de vapor. Calentará los alimentos con la misma rapidez y mucha más seguridad.
- Evitar el uso de electrodomésticos y termostatos "inteligentes" que dependen de la señalización inalámbrica. Esto incluiría todas las nuevas pantallas "inteligentes".
- Trasladar la cama del bebé a la habitación de los padres en lugar de usar un monitor inalámbrico para bebés. Otra alternativa son las opciones con cable.
- Evitar llevar el teléfono móvil pegado al cuerpo a menos de tenerlo en modo avión y nunca dormir con él en la habitación.
- Al hablar por el teléfono móvil, utilizar el altavoz e intentar disminuir drásticamente el tiempo de su uso.
- No usar bombillas de bajo consumo.
- No mantener el ordenador o el Ipad encima de las piernas, mejor ponerlo apoyado sobre un cojín.

- Tener siempre, al lado de la pantalla del ordenador, una lámpara de sal, un mineral o un cactus.
- Después de viajes en avión o de trayectos largos en tren, o al sentir al sentir calambres al abrir la puerta del coche o rozar con alguien, tomar un baño con un kilo de sal gruesa.

Los contaminantes exógenos

La contaminación que afecta al organismo humano no tiene relación únicamente con las emisiones de los coches o las industrias, también se encuentra en el interior de nuestra propia vivienda y entre los alimentos que consumimos. Los artículos de limpieza, la pintura de las paredes, los barnices o las moquetas, los colorantes, los conservantes o los pesticidas entre otros elementos, generan una serie de sustancias tóxicas, y a lo largo de los años provocan un efecto sumatorio que termina generando una contaminación mayor, más peligrosa y más desconocida.

En total, el ser humano está expuesto, según los especialistas a cerca de 135.000 productos tóxicos afectando negativamente a su organismo y pueden terminar desencadenando múltiples enfermedades. La contaminación ambiental y el incremento de las sustancias tóxicas están dando lugar a la aparición de nuevas y muy desconocidas enfermedades, como la sensibilidad química múltiple, la fibromialgia o el síndrome de fatiga crónica y otras más conocidas como la esclerosis múltiple, el alzhéimer, el párkinson o la hiperactividad.

Todas ellas son multicausales, pero uno de los motivos básicos por los cuales aparecen son los contaminantes: productos que entran en nuestro organismo y nos intoxican poco a poco al no tener el cuerpo la capacidad de asimilarlas. Los productos tóxicos pueden acumularse en cualquier órgano del cuerpo y afectarlo de distintas formas: por ejemplo, en el sistema nervioso provocan alteraciones cognitivas o pérdida de memoria, mientras en el respiratorio generan problemas como el asma y en el sistema endocrino degeneran en hipotiroidismo.

La continua exposición a este tipo de contaminación vuelve al sistema inmunológico más vulnerable y dispara las alergias, las cuales se han duplicado en los últimos 15 años, también provoca reacciones asmáticas y alteraciones alimentarias.

Aquí es de vital importancia resaltar la necesidad de evitar en lo posible la ingestión de tóxicos consumiendo comida ecológica y adoptando algunos hábitos respecto a nuestro hábitat más cercano –el hogar– y a nuestras acciones cotidianas.

Conservantes, colorantes, edulcorantes

Los alimentos procesados están cargados de conservantes, colorantes artificiales y saborizantes artificiales, está es una de las razones por la cual recomiendo evitarlos. Los edulcorantes y saborizantes artificiales, junto con las grasas trans son tres de los ocho peores elementos.

Hago unas breves pinceladas sobre los peores ingredientes que se encuentran en los alimentos procesados, para cuando leamos las etiquetas sepamos descubrir su presencia en muchos productos e intentemos evitarlos en la medida de lo posible.

Edulcorantes artificiales – Los estudios han demostrado que el comer algo dulce aumenta el hambre, independientemente de las calorías, y el consumo de edulcorantes artificiales ha demostrado causar un mayor aumento de peso que consumir azúcar. El aspartame parece tener el efecto más pronunciado, pero lo mismo se aplica para otros endulzantes artificiales, como la sucralosa y la sacarina. Por desgracia, el aumento de peso es solo la punta del iceberg cuando se trata de los riesgos para la salud de los edulcorantes artificiales. También aumentan el riesgo de diabetes, pueden agravar la enfermedad inflamatoria intestinal y alterar la función de la glucosa y la insulina.

Los edulcorantes artificiales son un grupo de aditivos químicos que evitar por completo.

Grasas trans y aceites vegetales – Desde que fueron introducidas las grasas trans en 1911, han sido implicadas en numerosos problemas de salud graves. En primer lugar, promueven la inflamación, que es un punto de referencia de la mayoría de las enfermedades crónicas y también interfieren con la función básica de la membrana celular, lo cual puede preparar el camino para el cáncer, diabetes y enfermedades cardiovasculares.

Los aceites vegetales hidrogenados están presentes en la mayoría de los alimentos procesados, incluyendo galletas, patatas fritas, alimentos fritos, y muchos otros. A diferencia de las grasas trans, los aceites vegetales continúan siendo ignorados a pesar de derivar en subproductos de oxidación tóxicos cuando son calentados.

Sabores artificiales – Cuando vemos el término "sabores artificiales" en una etiqueta, no hay manera de saber su significado real. Estas palabras podrían indicar tanto la presencia de un aditivo natural como la composición de una mezcla de cientos de aditivos. Por ejemplo, el sabor artificial a fresa puede contener alrededor de 50 compuestos químicos. Algunos sabores artificiales tienen consecuencias para la salud muy graves. Por ejemplo, el sabor a mantequilla agregado a las palomitas de microondas (diacetilo) tiene varias implicaciones para la salud del cerebro y puede contribuir a las placas beta amiloide, asociadas con el desarrollo del alzhéimer.

Glutamato monosódico (E– 621)– El glutamato monosódico o MSG (por sus siglas en inglés), identificado en los alimentos como E– 621, es una excitotoxina. Este potenciador del sabor a menudo está relacionado con la comida china, pero en la actualidad es añadido a un gran número de productos alimenticios procesados, desde comida congelada y aderezo para ensaladas, hasta patatas fritas y carnes. Se encuentra, sobre todo, en salsas, como la de soja, que se debe eliminar completamente y sustituir por salsa Tamari. El MSG está relacionado con la obesidad, daño en los ojos, dolores de cabeza, fatiga, desorientación, depresión, palpitaciones, entumecimiento y hormigueo.

Para mí es uno de los más nocivos, adictivo y presente en casi todos los alimentos envasados, *snaks* y saborizantes de la mayoría de aperitivos.

Colorantes artificiales – Una variedad de colorantes alimentarios comunes y el conservador benzoato de sodio hacen que algunos niños sean más hiperactivos y distraídos.

Jarabe de maíz de alta fructosa (JMAF)– La fructosa está escondida en la alimentación de muchas personas, incluyendo alimentos para niños y condimentos. La fructosa se metaboliza principalmente en el hígado, el único órgano capaz de hacer esta función. En el hígado, la fructosa se metaboliza al igual como el alcohol, causando disfunción metabólica mitocondrial en la misma manera que el etanol y otras toxinas. Y al igual que el alcohol, nuestro cuerpo convierte la fructosa directamente en grasa. Para la mayoría de las personas, sería prudente limitar su consumo de fructosa de frutas a 15 gramos.

Conservantes– Los conservantes alargan la vida útil de los alimentos, pero debemos saber que la mayoría de ellos están relacionados con problemas de salud como cáncer, reacciones alérgicas, y más. Hay muchos, pero los peores son: BHA y BHT (hidroxitolueno butilado y hidroxitolueno butilado), TBHQ (hidroquinona de butilo terciario), Benzoato de sodio, Nitrito de sodio y nitrato, y por último, Azodicarbonamida.

> **CONSEJO**
> La mejor manera de evitar los aditivos químicos tóxicos es consumir únicamente alimentos enteros y frescos.

Los pesticidas en frutas y verduras

Los pesticidas están en todas partes. Aunque los productos se ven frescos, limpios y sanos, pueden contener la mayoría de los pesticidas tóxicos usados para proteger el crecimiento de las cosechas.

Entre los alimentos que contienen más residuos de pesticidas podemos citar: las patatas, fresas, manzanas, guisantes azucarados, uvas, apio, espinacas, pimientos, tomates cherry y nectarinas.

Otras frutas y vegetales tienen menos presencia de estos pesticidas. Entre ellos los principales son los aguacates, kiwis, berenjenas, cebollas, maíz dulce, piñas, mangos, calabazas y papayas. Se puede disfrutar de estas frutas con relativa facilidad.

Evidentemente consumir frutas, verduras y vegetales orgánicos es una garantía de calidad y seguridad alimentaria.

Pero como no siempre es posible comprar estos alimentos, propongo un limpiador vegetal casero muy eficaz y fácil de conseguir: preparar una mezcla que contenga un 90% de agua y un 10% de vinagre blanco.

Solo debemos dejar reposar la pieza de fruta o de verdura en la mezcla unos 20 minutos. Después de ese tiempo, se debe enjuagar bajo un buen chorro de agua fresca. Si nos parece que el olor a vinagre permanece en las frutas o vegetales, usaremos agua de limón para ayudar a eliminar el olor. Para frutas frágiles, como los arándanos, podemos reducir el tiempo de inmersión en el agua con vinagre.

Otra alternativa para eliminar los pesticidas es usar 2% de agua salada. Usando estos métodos, es posible reducir hasta en un 70% el residuo de pesticida.

Para tener la seguridad de consumir los alimentos en las mejores condiciones de seguridad alimentaria y de contribuir, con ello, a la sostenibilidad alimentaria, propongo poner en práctica la verificación de las siguientes condiciones:

– Cultivados sin pesticidas ni fertilizantes químicos (los alimentos orgánicos se ajustan a esta descripción, pero también algunos alimentos no orgánicos). Si se recolectan hierbas o plantas comestibles en el jardín, asegurarse de no tener en los alrededores fumigaciones con pesticidas ni herbicidas.

– No ser transgénicos.

– No contener hormonas del crecimiento, antibióticos u otros medicamentos.

– No contener nada artificial ni conservantes.

– Deben ser frescos (si debemos elegir entre productos orgánicos viejos o productos frescos convencionales, estos últimos podrían ser la mejor opción).

– No provenir de una granja industrial.

– Cultivados considerando las leyes de la naturaleza (es decir, los animales deben comer alimentos nativos, no una mezcla de granos y subproductos de origen animal, y tener libre acceso al exterior).

– Cultivados de manera sostenible (con cantidades mínimas de agua, protegiendo a los suelos del agotamiento y convirtiendo a los desechos animales en fertilizantes naturales en vez de contaminantes ambientales).

Una casa sana y segura

En los armarios de nuestras cocinas se pueden esconder cazuelas, sartenes y utensilios que deberíamos jubilar. Hacer una compra equilibrada y llenar nuestra despensa de verduras, cereales y proteínas de calidad está muy bien, pero **de poco sirve si luego lo cocinamos o calentamos en recipientes de plástico** o en un viejo cazo de aluminio. Elegir bien los utensilios para cocinar es igual de importante como llenar con cabeza la cesta de la compra.

Propongo una serie de materiales más adecuados para cocinar de forma segura y sin sustancias perjudiciales y otros condenados a ir a la basura pues son susceptibles de desprender sustancias tóxicas para nuestra salud.

Hierro colado, fundido o mineral – Una opción tradicional e inocua para nuestro organismo. Las piezas de hierro fundido se fabrican con moldes de arena: son robustas, duraderas y algunas están esmaltadas para evitar la oxidación. Son piezas que difunden bien el calor, aguantan altas temperaturas y ahorran energía, porque se puede terminar la cocción aprovechando el calor que retienen. En los primeros usos deberemos aceitarlas para evitar que los alimentos más delicados se peguen, y después de lavarlas es obligatorio secarlas bien para evitar su oxidación.

Esmaltes de hierro y de cerámica – Son muy buenos para cocinar y para hornear además de ser decorativos y venir en una gran variedad de tamaños y formas. Además son la opción más fácil de limpiar. Tienen una superficie de cocción antiadherente, calientan uniformemente y mantienen los sabores en los alimentos.

Vidrio – El vidrio no altera el sabor de la comida y es especialmente adecuado para almacenamiento o comidas para el horno. Así, suponen una buena alternativa para **sustituir los recipientes de plástico e incluso para cocinar y para congelar.**

Acero inoxidable– Es una aleación de hierro con una mínima cantidad de carbono y pequeñas proporciones de otros metales (cromo, níquel...). La migración de residuos metálicos puede producirse en pequeñas cantidades, y se liberan a la comida con mayor facilidad si el acero es de mala calidad. El más usado es el acero 18/10 (18 partes de níquel y 10 de cromo). El acero japonés, muy utilizado en cuchillos, es una aleación ligera de calidad, sin cromo ni níquel. Las personas con alergias al níquel y con sensibilidad química deben evitar cocinar con estos utensilios.

Silicona – Se trata de un polímero sintético bastante estable. Aguanta temperaturas de hasta –60 °C, permitiendo congelar el alimento en el mismo recipiente. También soporta las altas temperaturas del horno. Es resistente, antiadherente y se limpia fácilmente. Se encuentra una gran variedad de formatos para horneados, pero no deben utilizarse a temperaturas superiores a 260 °C.

Revestimientos cerámicos – Sartenes y cazos de aluminio se recubren con materiales cerámicos, más sanos siempre que sean de calidad y de marcas con certificado de no contener metales pesados. El problema aparece cuando en el mercado **encontramos coberturas cerámicas de muy mala calidad**. Se deben usar a una temperatura media.

Titanio – No libera sustancias tóxicas a los alimentos y **difunde muy bien el calor**. El precio de estas piezas es algo más elevado, aunque se amortiza luego por su mayor duración.

Los materiales por evitar

Evitar el aluminio – En muchos países se ha prohibido la utilización de este metal debido a que es un peligro para la salud, pues es un metal que se acumula en el organismo y este no tiene la forma de eliminarlo, causando trastornos. En la actualidad son muy pocas las marcas de utensilios de cocina que utilizan este material para su fabricación. Los utensilios antiadherentes y los de aluminio dejan pasar químicos y toxinas en los alimentos. Varios estudios han encontrado que el aluminio aumenta el riesgo de alzhéimer y causa daños al cerebro.

Cuidado con el teflón– Este material se suele usar para recubrir sartenes y cazuelas debido a sus propiedades antiadherentes, pero contiene ácido perflouroctano, un componente tóxico para el organismo, y que a altas temperaturas se libera en forma de gas. Recomiendo desechar cualquier utensilio de Teflón antiguo o cuya etiqueta no especifique claramente "libre de PFOA y PFOS". Nunca olvidemos la prohibición de usar estos utensilios vacíos directamente sobre el fuego, porque el Teflón se descompone y emite gases tóxicos a más de 260° C. Revisar la sandwichera, los moldes de pastelería y otros utensilios revestidos para estar seguros de no tener en su composición el Teflón.

No usar el cobre – Un puchero antiguo de la abuela o un suvenir de cobre mejor dejarlos de adorno. Antes se usaba mucho porque es un buen conductor del calor, pero suele llevar estaño o níquel y las piezas pueden liberar residuos metálicos causantes de intoxicaciones agudas. Hay baterías de cobre con el interior recubierto de acero inoxidable, de forma que el alimento no está en contacto con el cobre y son aptas para cocinar, pero yo no soy nada partidaria de ellas.

Rechazar los plásticos– Cada vez hay más información sobre el tema, y los utensilios de plástico suelen llevar una etiqueta indicando si están libres de BPA (derivados del petróleo). Es recomendable evitar los utensilios de plástico fabricados con BPA porque, si los calentamos, los derivados del petróleo pasan a los alimentos. Los tupper de vidrio son una buena alternativa.

Cocinar los alimentos con seguridad

Una vez que hemos decidido utilizar utensilios de cocina adecuados, también es importante conocer cuáles son las ventajas y los inconvenientes de cada uno de los procesos para cocinar los alimentos –freír, al vapor, marinados, plancha…– , pues algunos merecen una atención especial y otros están claramente desaconsejados.

Alimentos crudos– Los alimentos pueden saborearse crudos en ensaladas, batidos, *smoothies* de frutas y verduras, también gazpachos, sorbetes. En el caso de los vegetales es conveniente que sean ecológicos, de temporada y lo más cercanos posibles a su lugar de origen para evitar unos recorridos de grandes distancias por carretera o incluso en avión. Siempre se lavarán bien antes de consumirlos y en algunos casos se dejarán en remojo algún tiempo.

Para comer los pescados y la carne crudos se requiere unas mínimas precauciones para evitar contaminaciones y otros problemas. Siempre deberemos congelar el pescado antes de consumirlo crudo. Y las carnes de cerdo, cordero o cabra nunca deberían comerse crudas. Recordar que en este tipo de carnes, los procesos de ahumar, curar, o secar no erradican completamente los parásitos.

Marinar o adobar– Todo puede marinarse. Cualquier verdura, legumbre, cereal, fruta, hierba, pescado o carne. También es interesante el ajo, un alimento saludable que suele rechazarse por el fuerte aliento y los problemas digestivos asociados; pero una vez marinado se pierden estos inconvenientes (con el ajo fermentado también). Marinar con zumo de papaya o piña lleva asociado, gracias a su alto contenido en enzimas (papaína y bromelaína), una auténtica predigestión de los alimentos.

Se recomienda hacerlo con el pescado crudo, una vez congelado, para eliminar los parásitos, además de aportar un agradable sabor.

El zumo de limón utilizado para los ceviches se digiere peor y es más ácido, pero aporta un sabor característico, al igual como ocurre con los vinagres, entre los que hay una gran variedad: de vino, balsámico, de Jerez, de sidra, de ciruela umeboshi.

Algunos vinagres están aromatizados con especias y hierbas y se pueden preparar, según el gusto personal, en casa. Para beneficiarse de sus principios activos se puede optar por la cúrcuma, el jengibre, el ajo en polvo o el ajo negro, el clavo y también las mostazas, de las cuales hay una gran variedad.

Germinar – Las legumbres y los cereales se pueden germinar, aunque también se pueden comprar ya germinados en tiendas ecológicas. Cada vez hay más variedades: lentejas, soja verde, brócoli, puerro, berro, mostaza.

Las semillas germinadas se pueden incorporar tal y como están en ensaladas, verduras crudas, sopas o cereales. También las puede combinar con otros ingredientes o triturar y luego fermentar.

Fermentar– Existen muchos alimentos que se pueden comprar fermentados o fermentar directamente en casa. Por ejemplo, la col blanca en el tradicional chucrut o el *kimchi* de Corea. La receta para fermentar es muy sencilla: añadir a las verduras cortadas en trozos o trituradas una salmuera a base de sal gorda (sin yodo, que es antiséptico); se añaden unos 30 g por litro de agua. Después debemos dejarlas fermentar en tarros herméticos a temperatura ambiente durante una semana y a continuación conservarlas en el frigorífico o en una habitación fresca. Se puede consumir a partir de la tercera semana y aguanta aproximadamente un año.

Al vapor– La cocción al vapor contribuye a una pérdida de vitaminas mínima, además de no producir las moléculas de Maillard, tampoco disuelve los minerales en el agua de la cocción y no requiere de una cocción con materias grasas.

Para este tipo de preparación de los alimentos la temperatura no supera los 95 ºC, la cual sigue siendo demasiado alta para mantener las vitaminas C y B9; pero se pueden reducir los tiempos de cocción y consumir las verduras y cereales *al dente*. La cocción al vapor se puede realizar:

– En una vaporera eléctrica de metal (nada de plástico), formada por dos recipientes colocados sobre una base con agua.
– En una "cuscusera", de barro, empleada sobre todo para preparar cuscús.
– En cestas de bambú, mucho más estéticas que los aparatos metálicos.
– Con una cazuela, un colador y un paño. Colocar el colador sobre una cazuela de agua hirviendo después de forrar el interior con un trapo y mantenerla tapada.

Al baño maría – Para cocinar al baño maría se coloca una sartén o un cazo pequeño dentro de otro más grande, en agua hirviendo. Esta forma de cocinar también permite reducir los riesgos provocados por las altas temperaturas.

Normalmente se suele utilizar para fundir chocolate o para calentar salsas, aunque también se emplea para recalentar los alimentos, consiguiendo de estar forma evitar las agresiones térmicas en los nutrientes.

Escaldar – Cocer con el fuego apagado en un caldo convenientemente aromatizado es una excelente manera de preparar sobre todo los pescados. De esta manera, al apagarse el fuego antes de introducir el alimento, se consigue reducir la temperatura del interior del pescado y, por consiguiente, la pérdida y alteración de los ácidos grasos.

No obstante, como existe el riesgo de que la carne de alrededor de la raspa se quede rosada, debe congelarse el pescado para destruir los parásitos.

Microondas– El mayor peligro derivado del uso del microondas es cuando se recalienta un alimento en un envase de plástico, pues la intensa evaporación de los perturbadores endocrinos del plástico acaba volviendo tóxico al alimento. Esto afecta en especial a las fiambreras y al papel celofán. Tampoco es recomendable introducir en el microondas productos de metal ni papel de aluminio.

Por el contrario, sí se puede emplear cerámica y vidrio diseñado para usar en microondas.

Freír– La fritura no es la forma más recomendable de preparar los alimentos. No obstante, puede recurrir a ella de manera ocasional y siempre respetando algunas reglas básicas.

Es obligatorio utilizar un aceite monoinsaturado como el de coco. El más recomendable es el aceite de oliva virgen de 1ª presión en frío (ecológico y en botella de cristal).

Una alternativa interesante es el *wok*. Es una técnica asiática a partir del uso de una sartén en forma de semiesfera que permite cocinar rápidamente verduras, tofu, *tempeh* o, si procede, proteínas animales. La clave está en no dejar de remover los alimentos con una cuchara de madera, consiguiendo así que el calor solo altere ligeramente los alimentos en la superficie y apenas se necesita un poquito de aceite. Y en cuanto al sabor, el resultado es el de un alimento cocinado, pero ligeramente crudo en su interior, muy sabroso.

Sartén, parrilla y horno – Deberían estar prohibidos y en cualquier caso se deben retirar las partes del alimento quemadas y ennegrecidas.

Para minimizar los daños de cocinar en el horno se pueden proteger los alimentos colocándonos en fuentes de arcilla, por ejemplo en un "tajine" (recipiente de barro cocido compuesto por un plato hondo y una tapa de forma cónica).

Barbacoa – Menos recomendable aún que la sartén y la parrilla. Cuando se derrite la grasa esta cae en las brasas, impregnando así los alimentos con vapor de diésel y benzopireno. Para evitar estas barbacoas tóxicas se puede:

- Usar una barbacoa vertical para evitar la colocación de los alimentos encima de las brasas.
- Hacer que las grasas caigan en agua.
- Utilizar una barbacoa eléctrica.
- Envolver el pescado o la carne en papel vegetal en lugar de papel de aluminio.

Tampoco es bueno respirar el humo que se desprende de la combustión de la madera o del carbón, así como los elementos expulsados por los alimentos cocinados.

La plancha de piedra o de sal es menos agresiva. Y, en todo caso, adobar la carne y el pescado permite acentuar su sabor, enriquecerlos en polifenoles y reducir los tiempos de cocción.

Preparar productos de limpieza caseros y seguros

Los productos de limpieza pueden originar en nuestro hogar exposiciones simultáneas a diferentes sustancias químicas que a la larga resultarán perjudiciales para nuestra salud.

Deberíamos, poco a poco, ir eliminando de nuestro hogar estos productos –un auténtico arsenal– y preparar nuestros propios productos de limpieza naturales en favor de tener un hogar más seguro y limpio.

Para ayudar a comprender el poder de estos productos naturales quiero contar una historia real. Durante la preparación para festejar el Centenario de la Estatua de la Libertad en 1986, debían quitarse 99 años de alquitrán de sus paredes interiores de cobre, sin causar daño. El bicarbonato de sodio –más de 100 toneladas– fue el limpiador elegido. Si sirvió para ese monumento, seguro que también elimina la suciedad de nuestro hogar.

Apunto algunos de estos productos y sus utilidades:

Bicarbonato de sodio– No ralla ni metales ni porcelana. Para limpiar el fondo del horno, verter una taza o más de bicarbonato de sodio y cubrir de agua hasta formar una capa espesa. Dejar actuar la mezcla por la noche y a la mañana siguiente la grasa se habrá aflojado. También sirve para desodorizar las alfombras secas, si lo espolvoreamos y lo dejamos al menos 15 minutos antes de aspirar.

Vinagre blanco– Aplicar primero vinagre y después agua oxigenada a una superficie contribuye a hacer una buena desinfección, potente incluso contra la E. coli y la salmonella. La combinación de vinagre y agua es un excelente limpiador multiusos para la encimera o las ventanas y si se le añade bicarbonato da buenos resultados sobre los azulejos y superficies de porcelana.

Limón– Tanto el zumo como la piel se pueden utilizar en toda la casa para limpiar y eliminar olores. Como limpiador, unas gotas al lavar las manos con jabón eliminan los olores fuertes, como el del ajo. Espolvorear sal gruesa en la tabla de cortar y frotar con un limón para eliminar la grasa. Combinar limón y vinagre hace un buen limpiador para suelos de madera. Y un limpiador multiusos a base de bicarbonato de sodio, vinagre, limón y aceite esencial de limón para el baño y la cocina.

Jabón de Castilla– Es un producto natural, biodegradable y libre de químicos, especialmente indicado para el cuidado personal, el lavado de ropa y la limpieza del hogar.

Aceite de coco– Es particularmente útil en el hogar para limpiar, desinfectar y reacondicionar artículos de madera y lubricar bisagras, para hidratar y suavizar los artículos de cuero y para eliminar el chicle de cualquier área, incluyendo las alfombras y el cabello.

Aceites esenciales – Hay muchos: aceite de lavanda, de naranja dulce, mejorana, canela, albahaca, menta, pino, entre otros. Por ejemplo como fragancias para el hogar, como fragancias beneficiosas para el estado de ánimo, y también para desodorizar la ropa antes de ponerla en la secadora. Para ello preparar un vaporizador con agua y unas gotas de aceite esencial y rociar la ropa húmeda ante de secar.

DETERGENTE NATURAL Y CASERO PARA LAVAR ROPA

Ingredientes
6 tazas de bicarbonato de sodio
3 barras de jabón de aceite de coco (de unos 140 gramos cada una)
Aceite esencial de limón (opcional)

Preparación
1– Cortar el jabón en trozos pequeños y ponerlo en un procesador de alimentos junto con el bicarbonato de sodio.
2– Triturar para obtener un polvo muy fino. Esperar a que repose antes de abrir la tapa para que no flote una nube de polvo por toda la cocina.
3– Guardar en un recipiente limpio y agregar junto con una taza de detergente unas 5 gotas del aceite esencial en cada carga de ropa para lavar. (No mezclar el detergente y el aceite esencial en el recipiente, solo al poner la lavadora).

Productos cosméticos sin pesticidas

Si bien es cierto que hay muchas marcas y laboratorios que invierten grandes sumas de dinero en investigación cosmética y logran productos de alta calidad, también debemos saber que hay un montón de cremas, cosméticos y productos para el aseo con un alto contenido en pesticidas y otros elementos nocivos para nuestro organismo. La lista es larga y las combinaciones entre ellos los hacen todavía más tóxicos: conservantes, colorantes, detergentes, disolventes, metales pesados, aceites minerales y otros derivados del petróleo.

¿Qué problemas de salud pueden acarrearnos? Prácticamente de todo tipo. Algunos de estos productos actúan como disruptores endocrinos y pueden afectar negativamente a nuestras células, a la fertilidad o a nuestro sistema inmunitario. Muchos son también cancerígenos. Otros ingredientes pueden dar lugar a todo tipo de problemas dermatológicos como alergias, sequedad, descamación, eczemas, úlceras o envejecimiento prematuro de la piel.

Nunca debemos olvidar que la piel es el órgano más grande de nuestro cuerpo y absorbe muchas de las sustancias con las que entra en contacto. Estas acaban en el torrente sanguíneo y de ahí son distribuidas por todo el organismo.

Los productos cosméticos existen casi desde el principio de la humanidad, pero a lo largo de los siglos los ingredientes naturales se han ido sustituyendo por productos químicos. La principal razón es porque estos últimos resultan infinitamente más baratos y además permiten alargar de forma importante la vida útil del producto. Por ello, la mejor alternativa es siempre elegir productos de cosmética natural y fabricada con ingredientes ecológicos. De esta forma tendremos la seguridad de no consumir productos de higiene y belleza que a la larga pueden perjudicar gravemente la salud.

Acorde con la filosofía de apostar por lo natural, por los productos sanos, quiero hablar aquí de los aceites vegetales.

Los aceites vegetales

Los ignoramos y sin embargo los conocemos y los utilizamos desde hace miles de años. La eficacia de los aceites vegetales está demostrada y también sus propiedades diversas. Su sencillez, eficacia y bajo precio los convierten en una alternativa sana para hidratar la piel sin el menor riesgo.

Hay una gran variedad de aceites vegetales y todos ofrecen múltiples virtudes de eficacia reconocida. Os cito algunos de ellos.

El aceite de margarita es conocido por su capacidad para reafirmar el busto y también para reducir el aspecto de las estrías.

El aceite de rosa mosqueta es un excelente antiarrugas y es ideal para las pieles sensibles.

El aceite de naranja supone también un buen tratamiento anti edad, pero a la vez es antioxidante, perfecto para ser utilizado en verano, ya que filtra parcialmente los rayos ultravioleta y repara la piel después de una exposición al sol (no utilizarlo nunca puro, sino diluido en un aceite suave como, por ejemplo, de almendras dulces).

El aceite de almendras dulces es un buen aceite para utilizar a diario, muy eficaz contra las arrugas y el desecamiento de la piel.

Los aceites de yoyoba, macadamia y avellana hacen auténticas maravillas en las pieles grasas.

Los aceites deben usarse con la misma frecuencia que lo haríamos con la crema habitual –mañana y noche–. Para el rostro es muy agradable calentar dos o tres gotas de producto en las manos y aplicarlas de manera uniforme por todo el rostro. Para el cuerpo, es aconsejable aplicar los aceites al salir del baño o de la ducha, sobre la piel aún húmeda, para facilitar la penetración el producto y realzar su poder hidratante.

Propongo una actividad lúdica y muy gratificante: preparar una propia crema hidratante de cuerpo y también una crema para el rostro para aplicar por la noche.

Un consejo importante antes de empezar: utilizar materias primas de calidad adquiridas en tiendas especializadas. Y también, recordar que estas cremas naturales se conservan un máximo de seis semanas, bien almacenadas en un lugar seco y protegido de la luz.

CREMA DE NOCHE

Ingredientes:
- Aceite vegetal de coco
- Aceite vegetal de rosa mosqueta
- Aceite esencial de ylang–ylang
- Aceite esencial de neroli
- Aceite esencial de limón

Preparación:
1– En un pequeño tarro de vidrio de unos 30 a 50 ml, verter aceite de coco hasta llenar las tres cuartas partes del tarro.
2– A continuación, añadir un tapón de aceite de rosa mosqueta.
3– Por último, añadir dos o tres gotas de aceite esencial de ylang–ylang, 1 gota de aceite de neroli, y 1 o 2 gotas de aceite de limón.
4– Cerrar el tarro y dejarlo en la nevera una o dos horas.

Es una crema de noche de efecto iluminador, indicada para pieles maduras o con signos de cansancio.

CREMA HIDRATANTE

Ingredientes:
12 g de cera de abeja en gránulos
40 g de lanolina
60 ml de aceite de almendras dulces
40 ml de aceite de yoyoba
De 250 a 300 ml de hidrolato de rosas

Opcional:
30 ml de aceite de naranja (para el verano)
30 ml de aceite de rosa mosqueta (para el invierno)
Aceites esenciales opcionales:
4 gotas de aceite esencial de rosa de Damasco (con efectos tónicos, regenerantes y antiarrugas)
6 gotas de aceite esencial de sándalo (reparador y reafirmante)

Preparación:
Se precisan dos cuencos, un termómetro de cocina, una pesa de cocina, una batidora, una cuchara de madera, un vaso dosificador y dos cacerolas.
1–En uno de los cuencos verter la cera de abejas, la lanolina y los aceites vegetales y calentar al baño María, removiendo constantemente.
2–En el otro cuenco verter el hidrolato de rosas y calentar también al baño María. A fuego lento y comprobando que la temperatura no sobrepase los 70 ºC.
3–Una vez alcanzada esta temperatura, apágar los fuegos y dejar enfriar el contenido de las cacerolas hasta los 40 ºC.
4–Sin dejar de remover con un batidor, incorporar, gota a gota, el hidrolato de rosas a la mezcla grasa para crear una emulsión y obtener una crema densa y consistente.
5–Al final, añadir los aceites esenciales elegidos y mezclar.
Repartir la mezcla en pequeños tarros de crema (sale unos 12 de 30 ml). Guardar en la nevera 24 h. Después se puede congelar. La crema se conservará en un lugar seco y protegido de la luz unas seis semanas.

HIGIENE DE SUEÑO

El sueño no es un estado pasivo de desconexión de la realidad. Dormir siete horas no es lo mismo que descansar siete horas. Durante el sueño se activan redes neuronales que originan las diferentes fases del sueño durante las cuales se suceden funciones imprescindibles para la vida.

La función principal del sueño es de reparación. Durante el sueño ahorramos energía, reparamos los tejidos fabricando nuevas proteínas y nuestro sistema inmunitario origina defensas. Durante el sueño se liberan y regulan diferentes hormonas muy importantes como la hormona del crecimiento, que solo se libera en la fase de sueño profundo. Por esto, entre otras razones, es tan importante que los niños duerman bien y descansen por la noche.

Y no olvidemos una de las funciones más importantes del sueño: el primordial papel desempeñado en los procesos de aprendizaje y memoria. Aunque todavía se están estudiando muchas otras funciones del sueño, queda claro que el dormir bien y las horas suficientes no es un lujo, sino un acto absolutamente necesario para nuestra salud física y mental.

El no dormir también disminuye la variación de la temperatura corporal, se produce un menor gasto por termogénesis, entramos en el llamado "confort térmico" y es también un factor muy relacionado con la obesidad o el sobrepeso.

Lo corroboran nutricionistas y doctores: la falta de sueño y su mala calidad repercuten en el apetito, el control pulsional, el humor, la inflamación y el riesgo de engordar. Necesitamos dedicar las horas necesarias de sueño para "recargar pilas" y, sin duda, tener una adecuada higiene del sueño es un componente crucial de la supervivencia.

Un estudio de 2011 concluyó que las personas que dormían un promedio de 6,3 horas tenían mayor riesgo de sufrir obesidad, en comparación con las 7,2 horas de quienes mantenían un peso corporal más saludable. La conclusión alcanzada corrobora que dormir bien puede ayudar a bajar peso, después de comprobar una reducción de la ingesta de algunos azúcares libres por parte de las personas que duermen más. Las horas recomendadas de descanso nocturno deben ser entre 7 y 8.

Según recientes estadísticas, entre el 20 y 48% de la población adulta sufre, en algún momento, dificultad para iniciar o mantener el sueño, mientras un 30% toma fármacos para dormir sin ser consciente de los riesgos para la salud mental y física.

Pasar una "noche en vela" alguna vez no es un problema, pero cuando la falta de descanso se convierte en habitual, puede revertir en un trastorno crónico muy dañino para nuestra salud. Hay tres trastornos del sueño frecuentes:

1. Síndrome de las piernas inquietas, un trastorno del movimiento relacionado con el sueño, conocido por sus impulsos agobiantes y a menudo desagradables para mover las piernas en reposo. Lo padece alrededor de un 5% de la población. Este síndrome provoca dificultades para conciliar el sueño o "insomnio de conciliación" en los pacientes.

2. Síndrome de la fase retrasada, un problema habitual relacionado con los trastornos del ritmo circadiano. Las personas tenemos unos ritmos internos biológicos —eventos cíclicos en nuestro cuerpo, como la producción de las hormonas, la temperatura corporal y los niveles de alerta—, que no siempre van sincronizados con los externos. Cuando esto sucede, se produce una cronodisrupción, dando lugar a muchas repercusiones en nuestra salud, a nivel cardiovascular, metabólico, cognitivo, del sueño, problemas laborales.

Es muy común durante la adolescencia, al producirse un desajuste entre su reloj biológico y sus necesidades académicas y familiares. La necesidad de ir a dormir se retrasa y cada vez es más tardía. Hay varios motivos, en parte porque la biología de la adolescencia ya tiende a retrasarlo y luego por una cuestión social, debido a los malos horarios de estudio, trabajo y disfrute del tiempo libre y de la noche. Se suele tratar o corregir con luz natural y un aporte externo de melatonina.

3. Síndrome de apnea del sueño. Lo sufre el 10% de la población –y de ellos, un 90% no están diagnosticados– y está relacionado con el ronquido. Los especialistas advierten que roncar no es algo "normal" y que sí tiene importancia –tanto en niños como en adultos–, siendo un signo de alarma para acudir a un especialista. Roncar indica que la vía aérea no es suficientemente permeable como para permitir al aire pasar hacia los pulmones, por una obstrucción de la orofaringe e hipofaringe, por excesiva relajación muscular o por una anatomía demasiado grande –lengua o amígdalas que colapsen–. El aire al pasar provoca una vibración (el ronquido), hasta el punto de no llegar oxígeno (apnea). El paciente no es consciente de esto, pero su cerebro manda una orden para que sus músculos se tensen y vuelvan a abrirse. Si esto se repite varias veces a lo largo de la noche, deriva en una serie de consecuencias perturbadoras para quienes lo sufren. No consiguen tener un sueño reparador y deben ser tratados lo antes posible.

Ante cualquiera de estos trastornos es recomendable acudir a un especialista para realizar el diagnóstico correspondiente y plantear el tratamiento adecuado. La falta de sueño está asociada a importantes problemas de salud como obesidad, diabetes, afectación del sistema inmunitario e incluso algunos cánceres.

Consejos para dormir mejor

Es muy importante optimizar el sueño y para ello podemos ayudar adoptando algunas medidas en el ámbito alimenticio.

1– La primera medida sencilla por recordar es la importancia de **tomar una cena ligera sin proteínas animales, sin alcohol, ni café, ni tabaco.**

La alimentación correcta para no entorpecer el sueño debe ser abundante en alimentos ricos en triptófano, un aminoácido que se transforma en serotonina, un neurotransmisor conocido como hormona del humor o de la felicidad y relacionado con el sueño saludable. El triptófano lo obtendremos de los cereales integrales (especialmente la avena), los lácteos (como el requesón y el yogur). También de los alimentos fuente de omega 3 (pescados azules o grasos, como el atún, el salmón, la trucha, las sardinas, las anchoas), de las oleaginosas (nueces, almendras, cacahuetes), del plátano, la piña y la lechuga.

2– Sugerimos **cenar temprano** y no ir a dormir con la barriga llena, pues acidifica e impide descansar.

3– También es una buena rutina beber **para ir a dormir hidratados**. Se puede optar por bebidas calientes o frías.
- Infusiones como manzanilla o tila, tés sin teína como rooiboos, kukicha, bancha o té Mu, endulzados con regaliz o con un poquito de estevia.
- También se puede preparar una bebida macrobiótica, muy relajante y tonificante del sistema digestivo: el kuzú con zumo de manzana. Para ello diluir una cucharada de postre de kuzú en un vaso de zumo de manzana, calentarlo en una olla hasta espesar el kuzú y tomar.
- Si se opta por una bebida fría, el zumo de uva roja –el mosto natural– es una buena opción, pues es dulce y relajante y es un sedante de la energía de la zona pectoral.
- Un vaso de verde de cebada o verde trigo o de lechuga alcaliniza ayuda a preparar el sueño.

MODELO DE CENA

Crema de calabaza con avena
Sardinas en escabeche con almendras fileteadas
Requesón o yogur con plátano

En general, es aconsejable evitar la cafeína, las cenas copiosas o irse hambrientos a la cama, así como establecer rutinas de relajación previas a conciliar el sueño, cuidar el ambiente y nuestra predisposición antes de ir a dormir.

Seguidamente, mi propuesta de algunas de estas rutinas:

1– Bajar el ritmo de actividad, ponerse cómodos, lavarse despacio, quizás cepillar el pelo y entrar en la cama con gusto, sintiendo el tacto agradable de las sábanas y la comodidad del colchón. Es decir, ir a la cama conectando con el cuerpo, para desconectar la mente.

2– Establecer una rutina relajante antes de dormir. Actividades como un baño caliente, leer un buen libro o ejercicios de relajación. La ducha y el baño deben darse por lo menos 90 minutos antes de ir a la cama. Remojar los pies en agua caliente puede lograr resultados similares.

3– Mantener un horario constante. Al ir a la cama y levantase a la misma hora cada día, el cuerpo se acostumbra a la rutina. Esto ayuda a regular el reloj circadiano para así conciliar el sueño y permanecer dormido toda la noche. Es conveniente mantener los horarios incluso los fines de semana.

4– Atenuar las luces a la puesta de sol (o utilizar lentes de color ámbar). Al caer el sol es prudente bajar la intensidad de las luces en el hogar y apagar los aparatos electrónicos. Actualmente, tanto ordenadores como teléfonos móviles tienen una aplicación para bloquear la luz azul, que automáticamente modifica el color de la temperatura de la pantalla.

5– Mantener la habitación fresca. La temperatura óptima para dormir es entre 15,5 y 20 grados. Si la temperatura es más fría o más caliente, es posible tener un sueño más inquieto. Durante el sueño, la temperatura de la zona corporal disminuye al nivel más bajo de todo el período de 24 horas. Cuanto más fresca esté la habitación más propiciaremos ese descenso de la temperatura corporal de forma natural.

6– Tener un dormitorio para dormir. Parece obvio pero para muchos no lo es. Los móviles, las tablets, el televisor, cualquier interrupción ruidosa (incluimos las mascotas) impiden el sueño reparador.

7– Dormir desnudo. No usar pijama ayuda a sentirse más fresco y proporciona agradables sensaciones (en verano especialmente).

8– Controlar el colchón y la almohada. Si no son cómodos, dificultan el sueño. Debe considerase la sustitución del colchón después de 9 o 10 años de antigüedad, el promedio de esperanza de vida útil de un colchón de buena calidad.

> **NO OLVIDAR**
>
> El sueño de calidad realmente es esencial para fortalecer episodios de memoria a largo plazo, y para darle sentido a la vida. Esencialmente, durante el sueño, el cerebro se organiza y prepara las cosas significativas mientras descarta las cosas insignificantes.

ROMPIENDO MITOS

Los falsos mitos, sobre todo en la alimentación, son increíblemente surrealistas. La mayoría proviene del temor a engordar que se le supone a algunos alimentos. No nos engañemos, engordar, engorda todo, pues finalmente este es el objetivo de comer y alimentarnos, para aportar energía y grasas y a nuestro cuerpo. Ahora bien, esos alimentos bajo sospecha, tienen, además de las grasas, una gran cantidad de otros nutrientes absolutamente necesarios para el desarrollo y la preservación de nuestras células.

Vamos a romper algunos mitos.

El chocolate negro, un superalimento

El cacao ha sido en las últimas décadas uno de los alimentos más estigmatizados por la sociedad, al relacionarlo directamente con calorías, azúcar y mala salud en general. Nada más lejos de la realidad. Una cosa es el chocolate con leche, el blanco y demás variedades y otra cosa muy distinta es el cacao puro, ya sea en polvo, en semillas o manteca, entre otros tipos de presentaciones.

El problema con las tabletas de chocolate que encontramos en el súper o en otros establecimientos, es que contienen muchísimas cosas además del cacao: azúcares, leche, aditivos, estabilizantes, mantecas. También, a menudo, los ingredientes añadidos están refinados (con lo cual el cacao no es puro) y poseen muchos azúcares y grasas. Esos ingredientes convierten al chocolate en un alimento perjudicial para la salud.

Pero para el cacao, y por tanto en el chocolate con un contenido de más del 70% de cacao, hay múltiples evidencias científicas ratificando sus bondades.

El cacao es un alimento muy rico en polifenoles, que según afirman los científicos, juegan un papel muy importante en la protección frente a la mayoría de enfermedades crónicas degenerativas. Por ejemplo el consumo de una cierta cantidad de cacao ayuda a disminuir algunos factores de riesgo cardiovascular: la presión arterial y algunos marcadores de inflamación y oxidación. También cuando se consume cacao se percibe una mejora en la sensibilidad a la insulina, y por lo tanto, se tiene menos probabilidad de desarrollar diabetes.

También incide en el sistema cardiovascular, reduciendo el colesterol negativo y aumentando el bueno. Baja o modera la presión arterial, es antioxidante y antiinflamatorio. Sabemos que la mayoría de enfermedades graves, las más extendidas, entre ellas el cáncer, tienen una base oxidativa y una base inflamatoria. El consumo de cacao protege frente a las enfermedades cardiovasculares y tendría un efecto similar frente al cáncer.

Los beneficios de este alimento son infinitos, pero uno de los más destacados lo recibe por ser una potente fuente de magnesio, convirtiendo al cacao en una solución estupenda para mantener nuestros músculos en buenas condiciones.

Es un potente antiaging, muy rico en sustancias antioxidantes como los flavonoides. Y además, ayuda a tener una piel radiante. Este maravilloso ingrediente también contiene zinc (bueno para las uñas, piel y cabello), vitamina E (ideal para cicatrices y estrías), cobre, fósforo, hierro.

No acaban aquí las virtudes del chocolate.

Gracias a los flavonoides y a su capacidad para producir serotonina es un potente antidepresivo, mejora nuestro estado de ánimo, minimiza los síntomas de la ansiedad (controla la hormona del estrés) y nos proporciona energía. Aún más, y no por ello menos importante, también está indicado en casos de falta de libido.

También mejora la salud del sistema nervioso y nuestro cerebro, ayudando a prevenir la enfermedad de Alzheimer, mejorando la concentración y el rendimiento intelectual.

Eso sí, es muy importante consumirlo puro, cuanto más negro mejor. También el cacao soluble debe contener la menor cantidad de azúcar posible y sin grasa añadida, ni aditivos. El cacao tiene un problema con sus polifenoles, con su característico sabor muy amargo, por eso le añaden azúcar y grasa. Esos polifenoles también se encuentran en las bayas, el té, las uvas, el aceite de oliva, las nueces, la granada y otras frutas y vegetales.

¿La dosis diaria? 50 gramos de chocolate al día o 30 gramos de cacao, cuanto más puro, negro y amargo, mejor.

> El chocolate es un alimento placentero, portador de un gran número de sensaciones agradables. No deberíamos renunciar al placer obtenido al degustar un trozo de chocolate en la boca: su deliciosa textura cuando se funde en ese sabor peculiar y sublime.

El mito del café

Otro mito en caer se refiere a los efectos indeseables de tomar café; presión alta, malestar gástrico y ansiedad. Inconvenientes citados por algunas personas, dependiendo de su sensibilidad a la cafeína, de la cantidad consumida diariamente y de la calidad del café. Sin embargo, el café contiene otros ingredientes beneficiosos para la salud, los cuales son un contrapeso a las desventajas de la cafeína, entre ellos los antioxidantes.

Algunas investigaciones recientes atribuyen al café un efecto protector contra una variedad de problemas de salud, como el cáncer, la diabetes tipo 2, las enfermedades cardiacas y el mal de Parkinson. También brinda beneficios en el rendimiento atlético, mejora el estado de ánimo, el tiempo de reacción, la memoria, la vigilancia y la función cognitiva general, todo ello gracias a los altos niveles de minerales y antioxidantes, y al porcentaje obtenido en cada taza de café.

Sin embargo, se deben tener en cuenta algunas consideraciones sobre cómo tomar el café y los tipos de café.

La calidad es primordial en el consumo de café. El café más saludable es el orgánico tostado, oscuro, molido del grano fresco y entero, y consumido "negro", es decir, sin leche ni azúcar. Añadirle algún lácteo podría interferir con la absorción de los ácidos clorogénicos benéficos en el cuerpo, mientras que el azúcar añadido contribuiría a la resistencia a la insulina, la cual se encuentra en el centro de la obesidad y las enfermedades crónicas.

Insisto en prestar atención a la calidad, pues en la actualidad la mayoría del café producido está muy contaminado con pesticidas. En realidad, es uno de los cultivos más fumigados. Así, cuando hablamos de los beneficios del café, debemos tener en cuenta que nos referimos al café orgánico (idealmente de comercio justo) y sin pesticidas.

Otro detalle. Debemos asegurarnos de aplicar un tostado correcto. El tueste oscuro –tipo tueste francés, "expresso italiano" o café turco– también parece más efectivo en la lucha contra la obesidad. El café de tostado oscuro también genera una mayor cantidad de una sustancia química efectiva en la prevención de la producción excesiva de ácido estomacal, un beneficio para el estómago.

Añadiré otro argumento. Cuando se consume *antes* de hacer ejercicio, el café aportará un buen impulso y trabajará para optimizar los beneficios del ejercicio: estimulando la producción de energía y quema de grasa. Otros de los beneficios funcionales de tomarse una taza de café antes del ejercicio incluyen una mejor microcirculación, reducción del dolor, aumento de la resistencia, preservación del músculo y mejora de la memoria. Sin embargo, si el ejercicio se hace por la noche, lo más sensato es saltarse la taza de café antes del ejercicio, de lo contrario puede alterar seriamente el ciclo del sueño.

Si el objetivo principal es el de adelgazar y maximizar la quema de grasa, tomar café después del ejercicio podría ser muy conveniente, pues mantiene el proceso de quema de grasa mientras al utilizar las reservas de grasa para obtener energía.

A pesar de todos los potenciales beneficios del café, *no* es recomendable tomarlo durante el embarazo, sin importar si es orgánico. La cafeína pasa fácilmente tanto por la barrera hematoencefálica como por la placenta. También se transfiere por la leche materna.

Y para terminar, la pregunta del millón: ¿Cuánto café podemos beber al día? Algunos estudios defienden un consumo de hasta cinco tazas de café al día sin ningún efecto dañino. Yo no recomiendo más de uno al día.

> Con el café vale la frase "mejor solo que mal acompañado". Conviene seleccionar uno de alta calidad, consumirlo con moderación y no arruinarlo añadiéndole azúcar o leche.

El aceite de coco ¿es saludable?

En torno al aceite de coco se ha producido una fuerte polémica: ¿Puede el aceite de coco, lleno de grasas saturadas, ser bueno para la salud?

A lo largo de este libro hablo en muchas ocasiones del aceite de coco y lo propongo para incorporarlo a una dieta cotidiana y sana. Lamentablemente muchas personas se mantienen lejos del aceite de coco porque les hicieron creer que engorda, porque el 90 % de su contenido graso son grasas saturadas. Sin embargo, las grasas saturadas y en particular el aceite de coco, son una parte fundamental en la alimentación humana.

Durante décadas, hemos tenido la falsa creencia de que las grasas saturadas son una de las principales causas de las enfermedades cardiacas. Las investigaciones sugieren que no hay evidencia significativa que demuestre que las grasas saturadas obstruyen las arterias o que aumentan el riesgo de sufrir un ataque cardiaco o infarto. De hecho, ciertos tipos de grasas saturadas, incluido el aceite de coco, son necesarias para gozar de una salud óptima.

El aceite de coco es rico en grasas de cadena media que son fácilmente metabolizadas y se convierte en uno de los aceites más versátiles, con muchos beneficios tanto como alimento saludable como en productos de cuidado personal. Además, será una agradable sorpresa descubrir que en realidad añadir esta grasa a una alimentación saludable puede ayudar a perder peso.

Dicho esto, si se detecta una alergia al aceite de coco o simplemente su sabor no resulta agradable, entonces mejor no utilizarlo.

Por ello, y según diversos estudios, soy una defensora de que el aceite de coco virgen orgánico y sin refinar es una opción saludable. Durante miles de años, ha sido un alimento básico, y ha proporcionado grasa de alta calidad que es importante para optimizar la salud. A rasgos generales, el aceite de coco:

- Sustenta la función de la tiroides (a diferencia de muchos otros aceites, el aceite de coco no interfiere con la conversión de T4 a T3, y T4 debe convertirse en T3 para crear las enzimas necesarias para transformar las grasas en energía).
- Normaliza los niveles de sensibilidad a la insulina y leptina.
- Estimula el metabolismo.
- Proporciona un combustible excelente y fácilmente disponible para el cuerpo, en vez de carbohidratos (que necesita evitar, si desea perder peso).

Concretando un poco más, citaré algunas de sus aportaciones beneficiosas para la salud:

–A diferencia de otras grasas saturadas, el aceite de coco no contiene ácidos grasos trans.

–El aceite de coco no se oxida al ser calentado por lo que es ideal para cocinar y hornear; además, se puede almacenar durante mucho tiempo sin hacerse rancio.

–El aceite de coco también es útil en infecciones por hongos como el pie de atleta y la tiña.

–Una mezcla de aceite de coco y anís es casi el doble de eficaz que la loción de permetrina comúnmente recetada (y tóxica) para el tratamiento de los piojos.

–El aceite de coco aumenta el colesterol HDL, ayuda a convertir el colesterol LDL en colesterol bueno y por tanto fomenta la salud del corazón y disminuye su riesgo de padecer enfermedades cardiacas debido al aumento de HDL.

–Es indicado para prevenir la enfermedad periodontal y las caries. Usarlo cotidianamente contribuye de manera eficiente a limpiar y eliminar las bacterias perjudiciales de la boca. Uno de los efectos secundarios positivos de utilizar el aceite de coco es que también blanquea los dientes de forma natural.

– Aplicado sobre piel seca o agrietada proporciona un alivio inmediato al igual que sobre el cabello seco, durante quince minutos, para ayudar a restaurar la hidratación y el brillo perdido.

– Es perfecto como limpiador facial, bálsamo labial o loción de afeitar (sus propiedades antisépticas aliviarán cualquier corte o rasguño).

–Como repelente de insectos, una excelente receta es combinar aceite de coco con un aceite esencial de alta calidad como menta, bálsamo de limón, romero, árbol de té o vainilla. Es una buena alternativa a los aerosoles tóxicos como el DEET y además huele mucho mejor.

> Hay quien toma una cucharadita de aceite de coco en ayunas o lo añade a las ensaladas. Hay otros que lo usan sobre la piel o como enjuague bucal contra el mal aliento y las caries.
> Es cierto que es una grasa saturada, pero se ha demostrado que las grasas saturadas son necesarias para la alimentación humana.

> **CREMA CASERA DE ACEITE DE COCO (PARA EL CAFÉ)**
>
> **Ingredientes**
> - ¾ de taza de aceite de coco, orgánico (suave pero no derretido)
> - ½ taza de miel sin procesar
> - 1 cucharada de canela en polvo, orgánica
> - 1 cucharada de extracto de vainilla puro
> - 1 cucharada de polvo de cacao, orgánico (opcional)
>
> **Preparación**
> 1. Poner todos los ingredientes en un recipiente y batir hasta que estén bien combinados.
> 2. Almacenar en un frasco de vidrio con una tapa sellada.
> 3– Añadir 1– 2 cucharadas de esta crema de aceite de coco al café caliente.
> 4– Para una sensación más untuosa, usar una mini batidora para mezclar el café con la crema a velocidad alta durante unos 5 segundos.

Otro gran mito: el plátano tampoco engorda

Si se trata de desmontar mitos, el referido al supuesto efecto de engordar y estar lleno de calorías atribuido al plátano es de los más difíciles de derrumbar pues aunque los consumidores de todas las edades adoran su sabor y textura, es una de las frutas más maltratadas. Sin embargo, hay un gran número de nutricionistas, avalados por investigaciones científicas, que afirman categóricamente que el plátano no solamente no engorda, sino hasta puede ayudar a perder peso.

Hablemos de engordar o no. Comparando el plátano y otras frutas consumidas en dietas reducidas en calorías, se confirmó que esta fruta produce mucha saciedad con su ingesta en comparación con otras frutas, por lo tanto, puede ser de ayuda en el momento de perder peso controlando el nivel de hambre y el apetito. Por otro lado, el plátano, consumido en su estado no más maduro, constituye un alimento rico en agua y en fibra así como también, de bajo índice glucémico, y todos estos factores han sido asociados a mayor saciedad y menor ingesta calórica posterior a su consumo. Recordemos: cuanto más maduro está el plátano, mayor contenido de azúcar y también menor promoción de la liberación de serotonina en nuestro cuerpo.

La OMS insta a disminuir el consumo de sodio y aumentar el de potasio para evitar el riesgo de presión arterial elevada, y, en consecuencia, de enfermedad cardíaca y accidente cerebrovascular. El plátano es un alimento bajo en sodio y rico en potasio, muy recomendable para prevenir la hipertensión, factor de riesgo habitual en personas con sobrepeso y obesidad. También el potasio y el magnesio son dos minerales fundamentales para los deportistas, cuando los pierden mediante la sudoración, su déficit puede ocasionar calambres, descoordinación muscular, disminución de los reflejos y debilidad. Comer plátanos antes o durante el ejercicio es una excelente opción.

Seguimos con las cualidades del plátano: tiene cantidades apreciables de una sustancia que, en nuestro cuerpo, induce la liberación de serotonina, un neurotransmisor calmante de la ansiedad, relajante e inductor de saciedad a nivel cerebral. Es rico en triptófano y tirosina y activa la producción de esos neurotransmisores que están relacionados con el placer, el buen humor y el bienestar emocional, como la serotonina y la dopamina.

Por último, no podemos olvidar su agradable sabor dulce, muy indicado como ingrediente de diferentes platos para reducir el contenido de azúcares o de materia grasa de los mismos si lo empleamos en reemplazo de por ejemplo, mantequilla, miel, azúcar de mesa u otros alimentos más calóricos.

Por todas estas razones, no solo el plátano no engorda sino que, además, puede ayudarnos a adelgazar comiendo sabroso y con muy buenos nutrientes.

Pero hay dos preguntas interesantes sobre este alimento. ¿Es mejor verde o maduro? ¿Se puede comer a cualquier hora?

El sabor del plátano cambia según el color. Cuando aparecen las manchas negras y la fruta se oscurece significa que es más rica en azúcar, concretamente, en fructosa. En cambio, cuando está verde no dispone de los mismos niveles de azúcar y, por tanto, es menos dulce. Debemos saber también que cuanto más verde sea el plátano, más larga es la digestión. Esto es debido a los niveles de almidón, que van desapareciendo con la maduración de la fruta y se convierten en fructosa. Aunque la digestión es más larga, el plátano verde es más rico en fibra.

Respecto a la mejor hora para consumir el alimento, a media mañana y a media tarde son los momentos ideales, también cuando se practique deporte, al ser esta fruta rica en hidratos de carbono. Sin embargo, si consumimos un plátano a media tarde, es decir, a la hora de merendar y luego no hacemos ejercicio ni una actividad que exija grandes esfuerzos, es mejor consumir otro tipo de fruta. Aunque un plátano pueda tener un nivel calórico similar a cuatro galletas, resultará complicado quemar las calorías ingeridas.

Tampoco antes de ir a dormir, no es el mejor momento para comer un plátano, si estamos en un proceso de adelgazamiento. Las calorías no se quemarán del mismo modo que si lo consumimos a media mañana o a media tarde. Además, el consumo de esta fruta puede complicar la digestión, pues hay personas a quienes los hilos de los plátanos les repiten y por eso les resulta más difícil.

Si no tenemos problemas de peso y nos sienta bien, es ciertamente recomendable comer un plátano para ayudar a conciliar el sueño.

> ¿Qué sentido tiene prohibirse comer una fruta natural, sin procesar? ¿De verdad creemos que un plátano, con un peso de solo 90 gramos, puede engordar? Como en todos los alimentos, con moderación el plátano es "sensacional".
> Consumir un plátano maduro al día mejora el estado de ánimo.

El mito del huevo y el colesterol

Durante muchas décadas, se ha recomendado limitar el consumo de huevo, o al menos de yemas de huevo —la clara es en su mayoría proteína y baja en colesterol–. La yema tiene colesterol y por ello se ha demonizado su consumo.

Sin embargo, el colesterol es muy importante para nuestro organismo. Se trata de una molécula estructural esencial para cada membrana celular, usada para elaborar hormonas esteroides como la testosterona, el estrógeno y el cortisol. Sin colesterol, ni siquiera existiríamos.

Y puesto que el colesterol es sumamente importante, el cuerpo ha desarrollado formas muy complejas de asegurarse de disponer siempre de la cantidad suficiente. El huevo, por tanto aporta una cantidad de colesterol necesario para el funcionamiento de nuestro organismo.

Avalan esta afirmación diversos estudios al respecto. Uno de ellos organizó dos grupos, en el primero comieron de 1 a 3 huevos al día, mientras el segundo consumió otro producto alternativo. Después de varios meses, los resultados mostraron:

– En la mayoría de los casos, el colesterol HDL (el bueno) aumentó.
– Los niveles de colesterol total y LDL no suelen cambiar, pero a veces aumentaron ligeramente.
– Consumir huevos pudo contribuir a la reducción de los triglicéridos, otro factor de riesgo importante.
– Los niveles sanguíneos de antioxidantes carotenoides, como la luteína y la zeaxantina, aumentaron considerablemente.
– En el 70% de las personas, no se observaron efectos en el colesterol total o LDL.

De acuerdo con estos estudios, los huevos transforman las partículas LDL pequeñas y densas en partículas LDL grandes y, en general, las personas con un mayor número de partículas LDL grandes tienen un menor riesgo de enfermedad cardíaca. Por eso, incluso si los huevos provocan un leve aumento de los niveles de colesterol total y LDL, no debería ser motivo de preocupación.

También se ha constatado que en una dieta baja en carbohidratos, la más recomendada para diabéticos, los huevos pueden mejorar los factores de riesgo de enfermedades cardíacas.

Pero los huevos no son solo colesterol. Están repletos de nutrientes y tienen otros increíbles beneficios:

— Son ricos en luteína y zeaxantina, dos antioxidantes que reducen el riesgo de enfermedades oculares como la degeneración macular.

— Son muy ricos en colina, un nutriente esencial para el cerebro.

— Son ricos en proteína animal de calidad, la cual tiene muchos beneficios, entre los que se incluyen el aumento de la masa muscular y la mejora de la salud ósea.

— Y aún hay más: Los huevos aumentan la saciedad y pueden ayudar a perder grasa.

¿Qué cantidad diaria de huevos es la adecuada? Aunque la recomendación general suele ser de 2 a 6 yemas a la semana, no existen pruebas científicas suficientes para respaldar estos límites. En realidad, la evidencia científica afirma claramente que un máximo de 3 huevos enteros diarios y claras sin límite, no supone ningún peligro para personas totalmente sanas que quieren mantener un estado de salud óptimo.

Para terminar, una recomendación personal: no todos los huevos son iguales. La mayoría de los huevos disponibles en el supermercado provienen de gallinas criadas en cautividad y alimentadas a base de cereales. Por ello recomiendo escoger huevos ecológicos, y tener la seguridad de proceder de gallinas alimentadas con hierba. Tendremos la garantía de consumir una yema con todos los nutrientes sin alterar.

> Los huevos más sanos son los procedentes de gallinas criadas con hierba: mucho más ricos en omega 3 e importantes vitaminas liposolubles

El aguacate y sus grasas beneficiosas

¡El aguacate está lleno de grasas! ¡Cuidado, engorda! Otro mito por desmontar.

El alto contenido de grasas contenido en los aguacates es una característica beneficiosa, porque estas no son grasas "malas". De hecho, son grasas beneficiosas y necesarias procedentes del ácido oleico, el mismo ácido graso monosaturado que contiene el aceite de oliva. El ácido oleico está asociado con una menor inflamación y ayuda a evitar las enfermedades tales como el cáncer.

Pero no son las grasas su única virtud, hay muchos aspectos positivos en el perfil nutricional del aguacate, también ayuda a optimizar los niveles de colesterol. Además de contener altas cantidades de fibra, proteínas y grasas saludables, los aguacates contienen elevados niveles de varias vitaminas y minerales esenciales, incluyendo a las vitaminas B, potasio, folato y vitamina K.

Los aguacates no solo ayudan a prevenir la grasa del vientre, el peor tipo de grasa que se puede tener, su consumo proporciona cantidades muy elevadas de grasas saludables, en comparación con otras frutas; por ello nunca será considerada demasiada la cantidad de aguacate consumido.

Los aguacates son extremadamente versátiles, ya sean utilizados como ingrediente principal para preparar un guacamole, en forma de rebanadas para sándwich y ensaladas, o picados y como complemento para huevos revueltos. Sugerencias: combinar los aguacates con una salsa o frutas en conserva, para hacer guacamole; mezclarlos con un poco de jugo de limón, aceite de oliva virgen extra, sal y pimienta para obtener una rápida salsa de vegetales o para pan pita; o como un apetitoso complemento para una ensalada de huevo; servir aguacate en puré con los huevos escalfados o huevos estrellados ligeramente cocidos, o consumirlo solo sobre una rebanadas con un poco de sal.

La maravilla de este alimento reside no solo en la versatilidad y el sabor de los aguacates; también su perfil nutricional es increíble: disminuye los niveles de los lípidos, es antihipertensivo, antitrombótico, antiaterosclerótico, cardioprotector, y combate la diabetes y obesidad.

¿Mantequilla o margarina?

Siempre mantequilla, nunca margarina. Esta es mi recomendación y ahora voy a enumerar las razones, antes de explicar algunas historias curiosas sobre la margarina.

Tanto la mantequilla como la margarina tienen la misma cantidad de calorías, pero hay algunas buenas razones para optar por la mantequilla:

– La mantequilla es ligeramente más alta en grasas saturadas: 8 gramos, comparada con los 5 gramos que tiene la margarina.

– Comer mantequilla aumenta la absorción de gran cantidad de nutrientes que se encuentran en otros alimentos.

– La mantequilla provee beneficios nutricionales propios mientras la margarina tiene solo los que le hayan sido añadidos al fabricarla.

– La mantequilla sabe mucho mejor que la margarina y mejora el sabor de otros alimentos.

– La mantequilla ha existido durante siglos mientras que la margarina tiene menos de 100 años.

– Un argumento definitivo: Comer margarina en vez de mantequilla puede aumentar en un 53% el riesgo de enfermedades coronarias en las mujeres, de acuerdo con un estudio médico reciente de la Universidad de Harvard.

Veamos ahora en qué destaca en la margarina.

– Es muy alta en ácidos grasos transgénicos. (Unos ácidos que se han revelado altamente perniciosos para la salud y ya han empezado a ser prohibidos por diversos gobiernos).

– Su consumo supone un triple riesgo de padecer enfermedades coronarias.

– Aumenta el colesterol total y el LDL (el colesterol malo) y disminuye el HDL (el colesterol bueno.)

– Aumenta en cinco veces el riesgo de cáncer.

– Disminuye la calidad de la leche materna.

– Disminuye la reacción inmunológica del organismo.

– Disminuye la reacción a la insulina.

Un argumento definitivo: Nuestro organismo puede tardar hasta cinco años en eliminar la margarina de nuestro cuerpo, una sustancia que se va adhiriendo a las arterias hasta taponarlas.

Y ahora cito algunas curiosidades.

A la margarina le falta una molécula para ser plástico, no se pudre ni huele mal porque no tiene valor nutritivo; nada crece en ella. Ni siquiera los diminutos microorganismos pueden crecer en ella.

Cuentan que la margarina fue producida, en sus orígenes, para engordar a los pavos, pero les causaba más molestias que efectos benéficos.

Mi recomendación es no usar nunca margarina, ni cualquier otro "alimento hidrogenado" (esto significa que se le añade hidrógeno), pues este elemento cambia la estructura molecular de las sustancias.

> Aunque mi consejo es consumir mantequilla en vez de margarina, debo recalcar que ninguno de los dos son alimentos que se deban consumir habitualmente. Siempre es mejor optar por grasas más saludables como el aceite de oliva de 1ª presión en frío, o las contenidas en los frutos secos o el pescado azul.

Los frutos secos

He hablado de las grasas buenas y de las malas. Algunos de los alimentos aquí citados han sido demonizados por considerarse portadores de grasas, pero como he explicado son grasas buenas. En esta misma situación se encuentran los frutos secos: son unos especiales portadores de ácidos grasos esenciales, aquellos que el cuerpo no puede fabricar, y por tanto los debe adquirir a través de lo que comemos.

Por ejemplo, las nueces son los frutos secos más saludables para el corazón y el cerebro. Cinco nueces proporcionan al organismo la cantidad necesaria de ácido linoleico y algo más de la mitad de linolénico. Las nueces previenen la formación de coágulos sanguíneos que podrían provocar un infarto o una embolia y ayudan a disminuir los niveles de colesterol. Aportan también proteínas, muy necesarias en época de crecimiento, y un porcentaje destacable de vitamina E, importante por sus cualidades antioxidantes.

Los frutos secos – almendras, avellanas, cacahuetes, nueces de Macadamia, nueces...– deberían comprarse con cáscara, así están más protegidos de la luz, los cambios de temperatura y del oxígeno. En caso de comprarlos pelados, deben ser frescos y sin tostar.

Nunca debemos comer frutos secos si tienen un sabor a rancio, pues podrían causar irritación de estómago e intestino. Para conservarlos, es conveniente mantenerlos en un recipiente de vidrio en la nevera y siempre consumirlos en crudo. Los frutos secos combinan muy bien con frutas ácidas y vegetales verdes y son un buen acompañamiento para todo tipo de ensaladas.

El agua con gas no es perjudicial

Cuanto mayor es el conocimiento de los ingredientes contenidos en las bebidas refrescantes, mayor también es la pérdida de popularidad. Altas dosis de azúcar combinadas con la acidez provocada por el gas añadido, no las sitúan como la opción más favorable para acompañar la comida.

La alternativa saludable es el agua, y en su variante de agua con gas, puede ser un sustituto de estos líquidos carbonatados endulzados artificialmente y cargados de conservantes.

Pero ¿se trata de una opción verdaderamente saludable? Los especialistas confirman que el agua con gas no es perjudicial para la salud. La elección de agua con gas o sin gas es un asunto personal en función de los gustos de cada uno.

Con un sabor ligeramente más amargo, el responsable de las burbujas del agua con gas es el ácido carbónico disuelto, y también contiene minerales como sodio, calcio, potasio y magnesio. Existen aguas minerales gasificadas naturalmente con el ácido carbónico procedente del mismo manantial y aguas minerales gasificadas elaboradas añadiendo posteriormente el ácido carbónico. Debemos evitar aquellas aguas gasificadas con azúcares simples y/o edulcorantes añadidos.

En el aspecto positivo, podemos destacar que el agua con gas tiene cero calorías y además genera una sensación de saciedad mayor, por tanto puede ayudar a controlar la ansiedad durante tratamientos dietéticos. Eso sí, siempre que sea agua con gas carbónico natural, nunca añadido.

Otra característica es su contribución en la mejora del perfil lipídico pues aumenta el pH del estómago y disminuye la liberación de bilis en el intestino, y al mismo tiempo no afecta a la presión arterial y ejerce un efecto alcalinizante moderado en el cuerpo. Los resultados de un estudio entre mujeres que tomaron agua con gas y otras que no, demostraron una mejor retención del calcio de los alimentos ingeridos en las consumidoras de agua con gas, quienes además no tuvieron problemas en los huesos.

Pero el agua con gas no es apta para todo el mundo. Su consumo estaría contraindicado en personas que padezcan hernia de hiato, reflujo gastroesofágico u otros problemas intestinales como aerofagia o distensión abdominal. También deben evitarla los pacientes que padezcan insuficiencia respiratoria severa (EPOC) por su contenido en anhídrido carbónico.

DEGUSTAR UN "FALSO" GIN TONIC

Para aquellas personas a quienes el alcohol no les va demasiado, pero quieren una bebida refrescante, se pueden preparar un "falso gintonic", a base de agua minero medicinal con limón exprimido y corteza de limón.

Y para deshabituarse de las copas con alcohol, se le puede añadir un chorrito de kombucha.

LOS NUEVOS ALIMENTOS
–LOS TRENDY FOOD–

¿Nuevos alimentos significa que se acaban de inventar o aparecer? En absoluto. Me refiero a una selección de alimentos y productos presentes desde hace siglos en otras culturas, o productos que hemos aprendido a tratar recientemente a partir de alimentos existentes. Los vamos incorporando a la cocina occidental y a nuestros hábitos alimenticios a medida que los encontramos en el mercado o en tiendas de dietética o de productos naturales.

Son productos con unas propiedades excelentes, los cuales además de nutrir nos aportan beneficios directos sobre la salud. Soy una ferviente consumidora de muchos de ellos y propongo incorporarlos a una dieta cotidiana para mantener una alimentación saludable e integrativa para toda la familia.

EL JENGIBRE– Constituye un sabroso condimento y un remedio con múltiples propiedades. Se puede consumir en su forma de raíz o también en polvo. Tiene una pulpa jugosa y amarfilada, con una fragancia cálida, picante y refrescante a la vez.

El jengibre favorece la prevención de enfermedades cardiovasculares y la reducción de colesterol en la sangre. Facilita la digestión y está especialmente recomendado si se padece de gases, hinchazón abdominal, pesadez o espasmos digestivos. Una infusión de jengibre y limón puede aliviar las náuseas del embarazo y las producidas por los tratamientos de quimioterapia.

En su forma como raíz se puede preparar como infusión y usar como condimento en diferentes recetas con carnes y aves. En su presentación como polvo se puede espolvorear en cantidades mínimas en la preparación de la sopa de miso, para aromatizar el arroz, las salsas, la repostería y las bebidas.

LA CÚRCUMA– Las especias picantes son muy utilizadas en la gastronomía de los países tropicales, debido a su particular sabor aportando un toque especial a las comidas. Una de las especias más famosas por sus propiedades medicinales, es la cúrcuma, un condimento con propiedades antiinflamatorias y antioxidantes que favorecen el tratamiento de muchos trastornos y también ayuda a cuidar el corazón, el hígado y las articulaciones, y representa una prometedora esperanza en la lucha contra el cáncer. Es una especia muy aromática.

El principal componente de la cúrcuma, la curcumina, se absorbe bien cuando se consume entera, en polvos, o en extractos concentrados. En polvos se usa habitualmente como condimento culinario, para aromatizar platos y guisos diversos. En forma de jarabe, añadida al zumo de limón, ayuda a perder peso y como desintoxicante. En infusión o en extractos líquidos sirve para algunos tratamientos saludables. Y también, el aceite de cúrcuma, aplicado externamente sobre la piel inflamada, tiene una buena función como fungicida o repelente de insectos, y también en masaje sobre miembros doloridos a causa de inflamaciones reumáticas y contracturas musculares.

LAS ALGAS MARINAS– Son los vegetales más antiguos y su color depende de la profundidad del mar donde viven y de las radiaciones luminosas recibidas.

Presentan una variedad tan grande como los vegetales terrestres y entre las utilizadas en gastronomía encontramos: las *algas kombu, wakame, hijiki, nori y agar– agar,* por destacar las más populares. Las algas son un alimento muy nutritivo y se significan por el elevado contenido de minerales y vitaminas. Figuran entre los productos de la naturaleza más ricos en calcio, fósforo y hierro. El yodo estimula la tiroides y ayuda a adelgazar.

Asimismo, las algas son un complemento muy idóneo para las dietas de adelgazamiento, pues al aumentar de tamaño cuando entran en contacto con el agua, producen un efecto saciante que ayuda a calmar el apetito.

EL TÉ MATCHA– Es un tipo de té verde utilizado en la ceremonia del té en Japón y lo encontraremos en el mercado como un "polvo de té verde", porque las hojas de este tipo de té se muelen hasta generar polvo. A diferencia de otros tés verdes, al consumir la hoja entera se aprovechan todos los antioxidantes, vitaminas y minerales. La infusión es de un intenso color verde, espumosa y de sabor fuerte.

Las principales formas de consumirlo son en polvo, en cápsulas o comprimidos o en bolsitas de infusión. Su coste es elevado debido a las características requeridas en su producción

Las hojas de té matcha crecen en la sombra, su contenido es muy bajo en cafeína y alto en polifenoles. Y es de utilidad en los siguientes casos:

- Mejora la concentración: la teanina mejora la concentración. Se puede consumir en forma de infusión o cápsulas. La L–teanina promueve un estado de relajación y bienestar. Relaja sin dar somnolencia.
- Migraña: su efecto vasoconstrictor ayuda a disminuir la cefalea.
- Cardiovascular: ayuda a disminuir el colesterol contribuyendo a fluidificar la sangre y evitar la arterioesclerosis.
- Pérdida de peso: promueve la termogénesis, ayuda a quemar grasa y además se suma el efecto diurético, que evita la retención de líquidos.
- Eliminación de toxinas: su alto contenido en clorofila nos ayuda a eliminar tóxicos, metales pesados, dioxinas,…
- Diarrea e infecciones: debido a su contenido en taninos podemos beneficiarnos de sus propiedades astringentes y antisépticas.
- Sistema nervioso: es un potente antioxidante con efecto neuroprotector y antiinflamatorio del cerebro.
- Gingivitis y halitosis: es útil realizar enjuagues de boca para tratar las aftas bucales, gingivitis, entre otros.

EL TÉ MU, sin teína– Es en realidad una sabia combinación de 15 plantas que interactúan y se complementan, entre sí, sumando propiedades y aportando una sensación de bienestar. Ayuda a mantener el cuerpo fuerte y sano, equilibra la energía, tonifica la sangre, regula el sistema nervioso, fortalece y calma el sistema digestivo, cuida la piel y el sistema respiratorio.

Sus propiedades dietéticas y organolépticas lo convierten en un excelente complemento para la dieta habitual y la ausencia de teína permite tomarlo a cualquier hora del día.

¿Los ingredientes?: Palo de regaliz, té bancha, canela, anís estrellado, corteza de naranja, piel de limón, hinojo, cilantro, enebro, anís verde, cardamomo, jengibre, cúrcuma, clavo de olor, romero y salvia.

Se recomienda utilizar cazos de hierro esmaltado o barro para su preparación, pues muchas hierbas pierden gran parte de sus propiedades si están en contacto con el metal.

TÉ ROJO CHINO PU– ERH– Es un té originario del sudeste de China, antiguamente reservado a la nobleza y es también una buena alternativa ante el consumo excesivo de café. De hecho, preparado de manera fuerte recuerda al café por su sabor y su color.

Los efectos principales que lo han encumbrado son:

– baja el nivel de colesterol
– facilita la digestión de una comida grasa
– desintoxica y depura
– refuerza el sistema inmunitario

TÉ ROOIBOS– Es un té de color rojo intenso y sabor ligeramente picante, procedente de Sudáfrica. Tiene una acción antioxidante, además de comprobadas propiedades antialérgicas, antiinflamatorias y antiespasmódicas.

A diferencia del té negro o verde no contiene teína, y por eso lo pueden tomar los niños, al ser muy digestivo. Entre sus componentes cuenta con hierro, fluor y vitamina C.

LA SOJA Y SUS DERIVADOS– La soja es muy rica en calcio y contiene filoestrógenos, los cuales tienen una débil, aunque positiva, actividad estrogénica. Los productos de soja deberían consumirse un mínimo de 4 o 5 veces por semana, especialmente por mujeres con síntomas de la menopausia, eso sí, siempre de origen bio.

La leche de soja está especialmente indicada para aquellas personas intolerantes a la lactosa y aquellas que han preferido eliminar la leche de vaca de su dieta. Afortunadamente las cafeterías y restaurantes ofrecen, cada vez más, la leche de soja como opción a la leche de vaca.

No recomiendo que la tomen los hombres, tampoco las personas con cáncer de mama ni las personas con problemas de tiroides por ser un elemento bociogeno.

SIROPE DE ARROZ– Procedente del arroz, este sirope es una opción saludable y nutritiva para endulzar los platos. Se obtiene de la fermentación de arroz, usando enzimas naturales y sin aditivos ni colorantes.

A diferencia de los bisacáridos de los azúcares refinados, los polisacáridos del sirope de arroz se asimilan exclusivamente en el intestino. Tomado con moderación, constituye un excelente aporte de energía para niños y adultos.

Como procede únicamente del arroz, sin contenido de, el sirope de arroz es apto para celíacos.

Con una textura similar a la de la miel, el sirope de arroz puede usarse como endulzante en bebidas, cereales, muesli y postres. Una sugerencia: mezclando tahín, miso, un poco de agua y sirope de arroz se obtiene un delicioso paté.

ELABORADOS DE SÉSAMO– Las semillas de sésamo aportan una cantidad notable de hierro, calcio y proteínas. El sésamo, por su elevado contenido en lecitina y fósforo, es un alimento específico del sistema nervioso. Actualmente hay muchas variedades que producen semillas de distintos colores: negras, marrones y blancas; estas dan aceite más fino y de mejor calidad. Se puede espolvorear sobre los platos de verduras, ensaladas o cualquier otro plato y sobre rebanadas de pan.

Pero hay otros productos elaborados a partir de estas semillas, muy interesantes para incluirlos en una alimentación saludable.

– **Gomasio**– Un término de origen japonés procedente de "goma" (sésamo) y "shio" (sal) sirve para dar nombre a un condimento compuesto por sésamo tostado y sal marina, triturados conjuntamente. La proporción suele ser de 12 partes de sésamo por 1 parte de sal. Aporta otra dimensión a la manera de aderezar los platos y disfrutar del sabor de siempre pero con los beneficios nutritivos del gomasio.

– **Tahin**– Es una pasta de semillas de sésamo muy nutritiva y con un gran aporte de energía, empleada habitualmente como condimento o en la preparación de salsas y patés vegetales. No obstante, deberemos tener en cuenta que es un producto muy calórico y no conviene abusar de él.

El tahín resulta una opción muy sana para acompañar desayunos, platos y meriendas. Mezclando tres partes de miso con una de tahín y un poco de agua caliente, por ejemplo, se obtiene un delicioso paté que, sobre una rebanada de pan integral, es un excelente alimento y un gran aporte de energía. También se puede consumir como acompañamiento de diversos platos o como aperitivo, al extender la pasta sobre el pan, resultando una alternativa a la mantequilla o la margarina. El sabor del tahín es pronunciado y se asemeja al de los frutos secos.

– **Aceite de sésamo**– El aceite de sésamo se extrae a partir del prensado en frío de las semillas de sésamo, también denominadas ajonjolí. Este aceite no solo no origina colesterol, sino que ayuda a eliminarlo, gracias a su aporte de lecitina y ácidos grasos poliinsaturados. También contiene zinc y gran cantidad de minerales. Su gran aporte de vitamina E, además de su beneficio para el organismo, contribuye a evitar que se ponga rancio. Por otra parte, contiene fosfolípidos y lecitina, dos elementos vitales para el buen funcionamiento del cerebro y la memoria.

Su aporte de magnesio es un factor añadido al fortalecimiento del sistema nervioso central, ayudando a recuperar el ánimo en personas deprimidas o muy cansadas mentalmente.

Por su pureza, el aceite de sésamo debe ser utilizado en la cocina en proporciones muy inferiores a las usuales de otros aceites, y por tanto, se aprovecha mejor e implica un ahorro económico.

PROTEINAS VEGETALES – Las proteínas de origen vegetal no conllevan los residuos nocivos del producto animal (colesterol, grasas saturadas y toxinas químicas). Son una alternativa saludable al consumo de carne, además de ser una proteína más fácil de asimilar y de digerir. Entre ellas destacamos:

– **El tofu, el tempeh y la protina** son proteínas vegetales procedentes de la soja, portadoras de todas sus cualidades. Los alimentos a base de soja son bajos en calorías, no contienen colesterol, ni casi ninguna de las grasas saturadas tan abundantes en la mayoría de las carnes animales.

– **El seitán** es un producto elaborado a partir del gluten de trigo, cuyo aspecto y textura recuerdan a la carne, aunque la supera en proteínas. Se cocina en estofados, libritos y hamburguesas como sustituto dela carne. El seitán es también rico en vitaminas del grupo B y en minerales.

– **La azuki** es un tipo de leguminosa también destacable por su aporte proteico, además de presentar un elevado poder energético.

KOMBUCHA Y AGUA DE KÉFIR – El kombucha es una bebida fermentada familiar, de fácil adquisición en muchas tiendas de comestibles y cafés; el agua de kéfir es otra bebida fermentada no láctea, aunque no es tan común. Los dos a menudo se comparan, pero ¿son realmente similares? ¿Cuál es la diferencia entre kombucha y agua de kéfir? ¿Hay beneficios de uno sobre el otro?

Ambas bebidas son beneficiosas para ayudar a los sistemas naturales del cuerpo, y ambas son excelentes para la hidratación. Dependiendo de las necesidades personales, consumir uno o ambos es una cuestión de gusto individual.

En el siguiente cuadro comparativo se aprecian las características que definen cada uno de los dos productos.

KOMBUCHA

Se elabora a partir de un té endulzado y posteriormente fermentado por unas levaduras denominadas SCOBY (Symbiotic Culture Of Bacteria and Yeast). Su apariencia es similar a un gorro de hongo, por lo que el cultivo también se conoce como un hongo, aunque no es un hongo. Se sabe que el kombucha contiene una variedad de levaduras y bacterias.

PREPARACIÓN
El kombucha se prepara agregando té de inicio y una cultivo de kombucha (scoby) al té dulce. La mezcla se fermenta durante un período de 30 días.

SABOR
El kombucha es ácido, ligeramente dulce y puede ser efervescente. El sabor varía mucho según el tiempo de cultivo y el té utilizado. El tiempo de cultivo determina si el té de kombucha tiene un sabor más suave o un gusto muy fuerte a vinagre.
El kombucha se puede beber tal como se ha obtenido o se le puede agregar zumo o fruta para darle más sabor.

BENEFICIOS
El kombucha puede ser una ayuda para la digestión. Además de las bacterias beneficiosas, también contiene algunos ácidos y enzimas para ayudar a la descomposición de los alimentos.
El té de kombucha puede contener cafeína, dependiendo del té usado.

AGUA DE KÉFIR

Los granos del agua de kéfir también son una colonia de bacterias y levaduras, aunque su apariencia es bastante diferente, pequeña y translúcida. En realidad los granos del agua de kéfir no contienen granos reales como trigo, centeno, etc, es más por su apariencia.

PREPARACIÓN
El agua de kéfir se prepara agregando granos de kéfir en agua azucarada, jugo de fruta o agua de coco y cultivándolos durante 24– 48 horas.

SABOR
El agua de kéfir puede ser bastante dulce, dependiendo del azúcar utilizado para el cultivo. Recomendamos dar sabor al kéfir acuático hecho con agua azucarada antes de consumirlo, pues el sabor del kéfir natural no es particularmente agradable.

BENEFICIOS
El agua de kéfir es más una bebida probiótica general. Si bien contiene enzimas y ácidos, no parecen tener un efecto tan fuerte como los del kombucha. Sin embargo, el agua de kéfir contiene una mayor cantidad de cepas de bacterias de las encontradas en el kombucha.

VEGETALES FERMENTADOS– Los alimentos fermentados son quelantes potentes (desintoxicantes) y contienen niveles mucho más altos de bacterias benéficas que incluso los suplementos de probióticos, haciéndolos ideales para optimizar su flora intestinal. Los vegetales fermentados también contienen altos niveles de antioxidantes y fibra para una salud digestiva óptima. Tan solo de un cuarto a media taza de vegetales fermentados, con una o las tres comidas al día, puede tener un impacto dramáticamente benéfico en su salud digestiva y su salud en general.

El más conocido hasta hace poco era la chucrut, pero también se pueden preparar y encontrar en el mercado otros fermentados muy interesantes.

– Las pickles– Con este nombre se conoce a las verduras fermentadas, ricas en ácido láctico, y beneficiosas para la flora intestinal. Las verduras fermentadas tienen una larga tradición en los países germánicos, al ser una forma práctica de conservar las verduras manteniendo sus propiedades. Gracias a la fermentación, se producen intensas transformaciones en los alimentos que mejoran sus cualidades nutritivas y su digestibilidad.

Las proteínas sufren una pre digestión y facilitan su asimilación por parte de nuestro organismo. Con este proceso, el alimento se enriquece en vitaminas, en especial las del grupo B y C. Las pickles más usuales están compuestas de col blanca, zanahoria y cebolla.

– El kimchi. Es un platillo coreano tradicional hecho con vegetales fermentados y una mezcla picosa de chiles, ajo, cebolletas y otras especias. Es común encontrar kimchi en casi todas las comidas coreanas, en donde se sirve solo o como guarnición de un platillo, mezclado con arroz o fideos o utilizado como ingrediente en sopas o guisos. Es rico en vitaminas A y C y, debido a su proceso de fermentación, también es rico en la bacteria lactobacilli beneficiaso para al intestino.

– El kéfir y kéfir de coco– El kéfir (leche fermentada) y el kéfir de coco (agua de coco fermentada) son dos opciones más para añadir a los alimentos fermentados en nuestra alimentación. Ambos son ricos en probióticos y enzimas y promueven el balance bacteriano saludable necesario para una salud intestinal apropiada.

Puede parecer una moda pero no lo es. Los fermentados aparecen como consecuencia del interés de consumir productos más saludables y también por una pasión creciente por la gastronomía. Prepararlos en casa es fácil pues se trata solo de provocar la fermentación determinados elementos orgánicos de los alimentos debido a la influencia de levaduras o bacterias. Aquí explicamos el proceso para preparar el kimchi o col coreana y otros vegetales fermentados.

PREPARAR FERMENTADOS EN CASA

KIMCHI COREANO
1. Coger una col (repollo) y picarla en juliana fina.
2. Pesarla y echarle el 2% de su peso en sal.
3. Frotar o masajear durante 10 minutos la col con la sal, en un bol.
4. Cuando empieza a sudar, apretar un puñado en la mano para comprobar si chorrea. Si es así, es el momento de meterla en un bote.
5. Introducir en un bote alto, vertical, para que la superficie expuesta sea menor. Los más indicados son los botes con cierre semi hermético, de palanca de metal, con tapa con goma blanca.
6. Lo dejamos un mes en un lugar a temperatura ambiente (a unos 20 grados), en algún armario o cajón.
Listos para consumir con sopas, ensaladas y como aderezos para potenciar el sabor.

ZANAHORIA, PIMIENTO ROJO, PEPINILLOS
1. Se cortan esos vegetales en palitos del tamaño aproximado de un dedo meñique.
2. Se sumergen en una salmuera con 20– 30 gramos de sal por cada litro de agua.
3. Simplemente se debe dejar una semana o dos, en los mismos botes, a temperatura ambiente.
A diferencia de la col, estas verduras no tienen la capacidad de crear su propio jugo, por ello debemos sumergirlos en salmuera.
Con este mismo método se pueden fermentar ajos, chalotas, calçots, ajos tiernos, espárragos verdes. Además, añadiendo especias o hierbas como hinojo, matalahúva, enebro, cilantro, cardamomo, eneldo, orégano, laurel o perejil aportaremos nuestro toque particular.

MISO– También por un proceso de fermentación, en este caso de la soja conjuntamente con un cereal, obtenemos el miso, un alimento favorecedor de la digestión, bajo en calorías y de ayuda para reducir el colesterol.

La combinación de las proteínas de la soja con las proteínas de arroz (blanco o integral) o de la cebada, origina una mayor concentración de aminoácidos complementarios y su mejor asimilación. Ello explica que la mayor parte de misos consumidos sean los producidos con alguno de los cereales citados, como el **kome miso** (con arroz blanco), el **genmai miso** (con arroz integral) y el **mugi miso** (con cebada). Asimismo, el miso contiene precisamente los aminoácidos ausentes en otros alimentos básicos (trigo, maíz, sésamo o incluso arroz), con lo cual el uso conjunto enriquece el organismo.

Debemos tener mucho cuidado con la procedencia del miso, pues algunos de ellos, especialmente los importados de China, son glutamatos.

KUZU– Es una raíz que favorece la capacidad de autodefensa del organismo. La preparación del kuzu actual no ha sufrido casi variación desde hace siglos. Las raíces, algunas de las cuales pueden alcanzar hasta dos metros de longitud hundidas en la tierra, se recogen en invierno. La elaboración del kuzu consiste en aislar los almidones, eliminando la fibra y las impurezas y secándolo finalmente al aire libre, en un proceso largo –puede durar varios meses– y totalmente artesanal.

El kuzu se prepara diluyendo dos cucharaditas en un vaso de agua fría y luego hirviéndolo durante unos cinco minutos, hasta adquirir una consistencia gelatinosa, incolora o rosada y casi transparente. Se aliña con tamari o tamari– shoyu.

En preparaciones culinarias, se utiliza como espesante natural debido a su sabor insípido. Así, se puede diluir igualmente en agua fría y añadirlo durante los últimos minutos de cocción de sopas, verduras, potajes, tartas de verduras o de pasteles (extendiéndolo por su superficie antes de pasar al horno). También sirve como aderezo en ensaladas o para la cocción de pescados, entre otros.

Es un buen remedio para frenar la diarrea.

LOTUS– El polvo de raíz de loto favorece el fortalecimiento del organismo frente a algunas enfermedades. El valor medicinal de la raíz de loto ha sido ampliamente conocido desde la antigüedad, con propiedades tales como el fortalecimiento de la función cardíaca, regulación de la presión arterial, prevención de hemorragias, mejora de la digestión y aporte energético, entre otros. No obstante, el lotus es especialmente conocido por suavizar la tos y ayudar a eliminar flemas. También es muy utilizado por los asmáticos, pues al contraer los bronquios les permite respirar. Su efecto es casi inmediato.

Beber todos los días una taza de lotus puede fortalecer una constitución débil y, por lo tanto, fortalecer la resistencia a la enfermedad. Para prepararla, basta hervir dos cucharaditas de lotus en una taza de agua durante unos cinco minutos. Al final, se le puede añadir tamari– shoyu o sal.

DAIKON– El daikon es un nabo blanco y largo. Su nombre proviene de la unión de las palabras japonesas "dai" (largo) y "kon" (raíz). Este vegetal se recolecta entre el invierno y la primavera, se corta en tiras y posteriormente se deja secar al sol durante tres días. Al secarlo con los vientos suaves y fríos de la primavera, se preserva su aroma y sabor dulces y suaves.

Las propiedades depurativas del nabo daikon reducen el exceso de grasa del cuerpo y lo convierten en un alimento importante en una dieta sana.

La presentación en tiras del **daikon** facilita su preparación para múltiples usos. Remojándolo previamente unos cinco minutos, se puede tomar crudo o mezclado con ensaladas. Si se hierve acompañando a la sopa miso, o a cualquier sopa tradicional, acentúa el sabor del plato. Otra posibilidad de preparar el daikon es hervirlo junto a verduras o cereales. También puede mezclarse con las salsas de soja para aliñar la tempura, las carnes o pescados.

SHITAKE– El Shitake se considera como un elixir de vida, en el idioma Japonés significa "seta fragante" o "seta deliciosa". Tiene su origen en China, donde se cultiva de forma doméstica, desde hace más de 2.000 años. Actualmente, el shitake constituye una de las principales fuentes de proteína en la dieta de la población de varios países orientales

Las propiedades medicinales de la seta Shitake se deben a un componente llamado lentinano, es un polisacárido que refuerza y regenera las defensas del organismo. Desde la dinastía Ming en China, esta seta se ha consumido para preservar la salud, mejorar la circulación, curar resfriados y disminuir el colesterol en sangre. Se le atribuyen propiedades antitumorales y eficacia frente a infecciones virales.

Podemos añadir el Shitake a woks de verduras y hervirlo con cereales y sopas, entero o laminado.

UMEBOSHI– La umeboshi se obtiene a partir del fruto denominado umé, una variedad de albaricoque, aunque comúnmente se le considera una ciruela. La umé es seleccionada, lavada, adobada con sal, conservada y decolorada con hojas de shiso, en un proceso de fermentación que dura varios meses. En él se incrementa su contenido en ácido cítrico, uno de sus elementos fundamentales en sus efectos saludables.

Además de su aporte de ácido cítrico, la umé destaca por su elevado contenido en vitaminas y minerales, y de modo especial, calcio, hierro y fósforo. Estos minerales son tan abundantes en la umé que esta destaca por encima de muchas otras frutas. En el mercado podemos encontrar tres variedades:

– **Umeboshi natural**. Las ciruelas fermentadas con sal en unidades enteras.

– **Umeboshi con shiso**. Las ciruelas están acompañadas de hojas de shiso.

– **Pasta de umeboshi**. Se elabora a partir del fruto umé.

– **Umebol**. Bolitas para tomar después de las comidas y mejorar la digestión.

TEKKA– Es un condimento elaborado con diversos ingredientes propios de la tradición japonesa: hatcho miso, pasta de sésamo, aceite de sésamo, raíz de lotus, zanahoria y bardana. Estos ingredientes se mezclan y se tuestan a fuego lento varias horas hasta conseguir una masa.

El tekka ayuda a la digestión y a purificar la sangre, y al mismo tiempo proporciona más energía.

El consumo de este condimento debe ser muy moderado. Basta media cucharadita (como las de café) sobre el plato de cereales o verduras, una o dos veces por semana. Es el modo más apropiado para consumirlo, al aportar un agradable sabor al plato. También puede tomarse directamente, pero en tal caso podría tener un sabor demasiado fuerte para los paladares sensibles.

EL AJO NEGRO– Está considerado como el ajo de última generación. Fue acabando el siglo XX cuando un científico japonés se propuso disminuir el olor tan fuerte e intenso del ajo. Durante la investigación dejó fermentar unas cabezas de ajo en un recipiente cerrado, caliente y húmedo, y al final del proceso pudo comprobar que los ajos habían cambiado por completo: sus dientes eran de color carbón con aspecto brillante, había desaparecido el olor, la textura se había hecho más cremosa y el sabor era dulce y sutil, alejado de la potencia gustativa del ajo común. Había nacido el ajo negro.

Pero si el ajo negro o madurado aumentaba sus virtudes culinarias respecto al ajo de siempre, el proceso de fermentación también obraba un efecto milagroso en sus propiedades medicinales, ampliando y potenciando todo su poder curativo. Así, el ajo negro tiene las mismas propiedades y beneficios para la salud que ya conocemos del ajo más común para nosotros, como hipotensor, antiséptico, antibiótico, diurético, digestivo, expectorante, antioxidante, pero multiplicadas por diez en algunos casos. Al fermentar el ajo se produce una variación significativa en sus nutrientes y fitonutrientes, cuya concentración, al convertirse en ajo negro, se dispara hasta diez veces más.

Para muchos nutricionistas y profesionales de la salud, el ajo negro está considerado como un superalimento. Y también un ingrediente *gourmet*, muy apreciado hoy en día en la alta gastronomía por su sabor sorprendente y único, fruto de la lenta caramelización al fermentar.

OKRA– La okra es una vaina de color verde que puede recordar por su forma a un pimiento pequeño, o bien, una judía verde. Se trata de una verdura con un sabor cercano al de la berenjena y parece ser originaria de África, aunque hoy en día se cultiva en muchas regiones e incluso es habitual en la gastronomía de oriente medio, de la India, del sur de Estados Unidos e incluso de Brasil.

En España, la okra no es una verdura demasiado habitual pero se está haciendo un hueco en la gastronomía gracias a la inmigración y las muchas propiedades para la salud. Se usa para espesar las salsas gracias a su contenido de mucílago.

El mucílago es una sustancia pegajosa que posee un efecto calmante en el estómago y, además, protege la mucosa digestiva. Por otra parte, cuenta con la capacidad de disminuir el colesterol malo en sangre gracias a su contenido en fibra y es ideal para estabilizar los niveles de azúcar y mejorar la diabetes si se consume regularmente.

Tiene pocas calorías y una gran cantidad de proteínas vegetales, minerales y vitaminas.

ALOE VERA– El jugo de aloe vera puede ser útil para el reflujo ácido, por ejemplo, pero lo ideal es hacerlo con aloe vera casera con hojas que son de 18 pulgadas de largo antes de cosecharla. Las especies con hojas gruesas son las mejores.

El aloe también contiene grandes cantidades de un polisacárido estimulante para el sistema inmunológico, especialmente la manosa, que ha demostrado inducir la secreción de interferón por parte de los glóbulos blancos, factor de necrosis tumoral y citoquinas benéficas.

Los beneficios provienen del gel interior de la planta, no de la hoja exterior. El gel interior se puede combinar con una lima o limón y mezclarlo utilizando una batidora para hacerlo más agradable para el paladar al momento de tomarlo.

PSYLLIUM– Un forma de aumentar fácilmente el consumo de fibra es añadiendo psyllium a nuestra alimentación, una fibra soluble en el ámbito de los probióticos, favorecedora de la nutrición de las bacterias benéficas. Estas bacterias benéficas, a su vez, ayudan a la digestión y absorción de los alimentos y desempeñan un papel muy importante en la función inmunológica.

La cantidad diaria recomendada de fibra es de entre 20 y 30 gramos. Desafortunadamente, la mayoría de las personas únicamente consume la mitad de esta cantidad o menos. Su mejor fuente de fibra alimentaria proviene de los vegetales y la mayoría de las personas simplemente no está comiendo los suficientes vegetales.

Debemos asegurarnos de consumir únicamente cáscara de psyllium orgánica y 100% pura. Muchas marcas de suplementos utilizan ingredientes activos sintéticos y semi sintéticos, tales como metilcelulosa y policarbofilo de calcio, sin rastro de psyllium. Algunas marcas incluso añaden endulzantes y otros aditivos, que en realidad se deberían de evitar.

SEMILLAS DE CHÍA— Las semillas de chía contienen cerca de 10 gramos de fibra en tan solo dos cucharadas y son ricas en fitoquímicos antinflamatorios para aliviar los malestares gastrointestinales. Una de las mejores cualidades de las semillas de chía es su facilidad de uso. Tienen un sabor suave que las hace adaptables a una variedad de recetas y no contienen gluten, perfecto para las personas con enfermedad celíaca, intolerancia al gluten o quienes simplemente quieren evitar el consumo de gluten.

Las semillas de chía pueden añadirse a una gran variedad de platillos, desde yogur crudo hasta batidos. Si las queremos crujientes, las espolvorearemos encima de la ensalada o la pasta justo en el momento de comer, por el contrario, si les añadimos un líquido, tendrán una textura gelatinosa.

CEREALES MÁS ALLÁ DEL ARROZ— Los cereales son básicos en una alimentación equilibrada. Son semillas muy ricas en almidón o fécula, un tipo de carbohidrato complejo formado por la unión de muchas glucosas. Generalmente, los cereales tienen pocas proteínas y prácticamente su contenido en grasa en nulo. Dependiendo del grado de refinamiento aportan más o menos fibra.

En nuestra gastronomía, el arroz es el preponderante, pero no debemos olvidar el resto y alternar su consumo con ellos o tomando varios cereales a la vez. Cada uno de ellos tiene unas propiedades y unas indicaciones específicas y todos son esenciales en una alimentación equilibrada. Son fáciles de encontrar y preparar:

CEREALES AUTÉNTICOS (con gluten) Avena Arroz (único cereal sin gluten) Cebada Centeno Kamut	*Plantas de la familia de las gramíneas* (sin gluten todas ellas) Maíz Mijo Teff Sorgo
LISTA DE PSEUDOCEREALES Quínoa (sin gluten) Amaranto (sin gluten) Alforfon o Trigo sarraceno (sin gluten)	*Son hierbas que producen semillas comestibles*

Avena – Nutricionalmente, la avena es el cereal más rico en proteínas y fibra y tiene gran cantidad de minerales como el fósforo, magnesio, ácido fólico, potasio, hierro y zinc. Es adecuado para todo tipo de dietas, para las personas estreñidas, cansancio, estrés, diabetes, fibromialgia y para los estudiantes.

Arroz – Sin duda alguna el arroz es uno de los cereales más demandados por los celíacos, así como un clásico nada despreciable. El arroz es un cereal básico para la dieta del ser humano. Es muy rico en magnesio, potasio, fósforo y vitamina B. Es ideal para combatir patologías como el alzhéimer y regular el flujo intestinal. Ideal para paellas, risottos, ensaladas o como acompañamiento.

Amaranto – Es una fuente importante de proteína natural y fibra, y un alimento ideal para saciar el apetito consumiendo una pequeña cantidad. También es muy rico en calcio, hierro, magnesio, fósforo, vitamina A y B. Regenera los tejidos y ayuda a mejorar la visión. Adecuado para realizar bizcochos o realizar determinados platos. Las semillas de amaranto, antes de ser consumidas, han de tostarse ligeramente en una sartén.

Alforfón o Trigo sarraceno – Posee una alta cantidad de hidratos de carbono, y por ello es el cereal sin gluten más energético de todo el listado. Es un cereal rico en vitamina P, fibra, minerales y ácidos grasos Omega 3 y 6. Indicado para combatir el colesterol malo del organismo y mejorar la circulación sanguínea. Debe cocerse previamente antes de su consumo. Sirve para preparar pan, fideos, crepes, galletas, *muffins* y postres.

Cebada – Es un cereal bueno para elaborar pan, solo o mezclado con otros cereales. Con la cebada se elaboran bebidas alcohólicas como la cerveza y de ella se obtiene la malta, como sustituto del café, en la producción de whisky y del vino de cerveza. También se obtienen bebidas no alcohólicas como el agua de cebada, muy refrescante.

Centeno – Tradicionalmente utilizado en la elaboración de panes y como grano alimenticio, el centeno destaca por su contenido nutricional: carbohidratos, proteínas, fibra, minerales, vitaminas y poca grasa pero de alta calidad.

Kamut – Se trata de una variedad de trigo duro muy resistente. Nutricionalmente es mucho más rico en fibra, proteínas, grasas, minerales y vitaminas que el trigo blanco o sus derivados (cuscús, bulgur, etc.). Su sabor es mantecado y agradable y se emplea para la elaboración de pasteles, galletas y pastas. No es adecuado para panes.

Maíz – El maíz es uno de los cereales sin gluten por excelencia. Además de ser uno de los cereales con mayor producción a nivel mundial, su consumo está muy expandido. Es un cereal muy rico en nutrientes, antioxidantes y vitaminas A, B y E. Ayuda a proteger y fortalecer los huesos. Se usa para preparar salsas, papillas y repostería.

Mijo – El mijo es un cereal muy rico en fibra, ideal para regular el estómago en situaciones de estreñimiento. Es una importante fuente de magnesio, fósforo, hierro, y vitamina B y E. Gracias a su alto contenido de ácido silícico conserva la piel, uñas y cabello. Asimismo, nutre el cerebro por su riqueza en magnesio y lecitina. Casa bien con ensaladas, guisos, revueltos de verduras y desayunos.

Quínoa – Este cereal se ha convertido en un gran aliado para los celíacos, así como para veganos y vegetarianos. La quínoa es muy rica en fibra, proteínas vegetales y ácidos grasos Omega 3 y 6. Posee grandes cantidades de hierro, magnesio, fósforo, potasio, zinc y vitaminas B y E. Ideal para guarnición, verduras, ensaladas frías o calientes, desayunos o sopas.

Teff – Se ha convertido en uno de los cereales sin gluten de moda gracias a sus magníficas propiedades. Cuenta con un elevado contenido en calcio y es una importante fuente de vitamina C y proteínas. Ayuda a cuidar de la piel, los huesos y el corazón. Lo encontramos en ensaladas, verduras, galletas, pasteles o como acompañamiento.

Trigo – Es el cereal con *mayor cantidad de gluten* y también el más panificable. El aporte de fibra es más alto en las variedades integrales. La mayoría de las ventajas terapéuticas de su consumo se centra en el consumo de trigo integral, pues muchas de sus ventajas se encuentran en los nutrientes contenidos en la cascarilla del grano o en el germen de trigo

Sorgo – Es el cereal sin gluten del futuro. Pocos cereales sin gluten para celíacos ofrecen los beneficios que brinda el sorgo. Este cereal puede presentarse en diferentes colores, además de ofrecer numerosos usos. Es muy rico en fibra, hierro, zinc y vitaminas A, E y B. Mantiene la flora intestinal, y ayuda a prevenir la aparición de diabetes y cáncer. Se utiliza en la elaboración de pan, tortitas, masa de pizza, pasta, pasteles, ensaladas, guisos y mucho más.

Otros derivados de los cereales son:

Copos de avena. Son granos previamente cocidos al vapor y laminados

Cuscús. Sémola, típica de países árabes, de fácil preparación y muy agradable, acompañada de verduras hervidas o carne de cordero.

Polenta. Sémola de maíz, refrescante para el organismo y de sabor exquisito.

Bulgur. Trigo precocido y troceado, muy sabroso y nutritivo.

> **Forma de cocinar los cereales sin gluten**
> 1. Utilizar sal marina natural para cocer los cereales.
> 2. Para mineralizar los cereales, añadir alga kombu troceada al hervirlos.
> 3. Quitar la espuma que se forma al principio de la ebullición.
> 4. Si se preparan cantidades grandes, se pueden conservar unos días en la nevera, en un tarro de cristal.
>
> Arroz integral – 12 veces su peso en agua – 1h. Casi tapado y a fuego lento.
> Mijo y quínoa – 6 veces su peso en agua – 20 min, sin tapa, a fuego lento.
> Trigo sarraceno – 25 min, sin tapa, a fuego lento.

LOS GERMINADOS– La germinación es el proceso por el cual una semilla se transforma en planta por la acción del agua y el calor. Los valores nutricionales de la semilla aumentan y se forman más nutrientes de los que tiene la semilla seca.

Los germinados son una importante fuente de **vitaminas A, C, D, E, Calcio, Magnesio, Fósforo, Potasio, Sodio, Silicio y todo el complejo B**. También contienen proteínas completas con todos los aminoácidos esenciales; de 100 gr de germinados, más del 70% es proteína pura. Los aminoácidos esenciales tienen gran importancia en la dieta porque el cuerpo no los produce y pueden ser ingeridos a través de los alimentos.

Las semillas más utilizadas para preparar germinados son las de los cereales y las leguminosas. Cualquier semilla de leguminosa (legumbre) o grano de cereal puede ser germinado, siendo los más conocidos: alfalfa, avena (su germinado es el más recomendable para trastornos nerviosos, depresiones y alteraciones del sueño), rábano, judías, guisantes verdes (son adecuados para el crecimiento y la vista), garbanzos (no producen gases durante la digestión), soja (es útil en la menopausia, la fatiga y en los cambios de ánimo), lentejas (buenas en situaciones de estrés y para tonificar el cuerpo en épocas de agotamiento), girasol, maíz (tiene un alto contenido en magnesio, necesario para conservar la tensión muscular especialmente en el tracto intestinal) y trigo (previene infecciones, regenera las células y sirve para tratar trastornos nerviosos).

Al incluir los germinados a la dieta se aportan excelentes propiedades para la salud:

1– Favorecen los procesos de desintoxicación, depuración y eliminación de residuos.
2– Fortalecen el sistema inmunitario.
3– Son antioxidantes, combaten los radicales libres.
4– Estimulan las secreciones del páncreas.
5– Facilitan la digestión, activan la regeneración y desinflamación del aparato digestivo.
6– Mejoran el funcionamiento intestinal, alivian el estreñimiento, fortalecen el intestino y la flora intestinal, ayudan a eliminar gases y desechos.
7– Reducen el índice de colesterol.
8– Fortalecen el sistema nervioso.
9– Ayudan a mantener la flexibilidad de las arterias y la vitalidad de las glándulas.
10– Retrasan el envejecimiento. Sus componentes permiten a las células del cuerpo mantenerse jóvenes durante más tiempo.
11– Favorecen el metabolismo por su acción reconstituyente.
12– Están recomendados en casos de anemia por su riqueza en clorofila y para personas con el estómago delicado.

LAS DIETAS QUE ESCOGER

Las dietas, entendidas como la adopción de una determinada forma de alimentarse por un período cerrado de tiempo y con un objetivo concreto: ayudar a perder peso, desintoxicar nuestro cuerpo, aportar energía extra, seguir una pauta beneficiosa en algún tratamiento médico, pueden ser positivas, siempre y cuando se realicen con responsabilidad y, si se puede, con la supervisión de un profesional.

En este capítulo voy a hablaros de las dietas. Algunas de ellas son adoptadas como guía de vida y de alimentación por muchas personas: la dieta mediterránea, la vegetariana, la paleo dieta... otras están pensadas para una corta temporada. Y todas ellas, sin duda alguna son beneficiosas para la salud.

Mi opinión personal, que ya habréis comprendido después de leer este libro, es que una dieta, por sí sola no resuelve un problema. Quizás en un corto espacio de tiempo se perciba una pérdida de peso, o una mejoría en la inflamación de nuestro sistema digestivo, pero al abandonar la dieta, si regresamos a nuestros hábitos alimenticios de siempre... pronto recuperaremos el peso perdido y la inflamación volverá.

Por eso he insistido tanto en presentaros mi fórmula de "nutrición integrativa para toda la familia", a través de la cual pretendo construir una alimentación llena de los beneficios derivados de casi todas las dietas de las cuales os hablo a continuación, pero sin ser restrictiva ni en el tiempo ni en los productos que forman parte de ella, excepto en tres de ellos: los alimentos procesados, la leche y el azúcar.

Mi consejo: equilibrio, productos saludables de calidad, comidas en familia, relajadas y compartidas y capacidad para escuchar a nuestro cuerpo, cuando nos pide tratarlo bien. Esa es la base de la buena nutrición.

EL AYUNO

Ayunar es ingerir de forma temporal y voluntaria un máximo de 280– 300 calorías diarias únicamente a través de líquidos, con zumos, caldos de verduras, infusiones o agua. También se debe eliminar lo superfluo: café, tabaco y alcohol.

Reduciendo drásticamente la ingestión de calorías y la alimentación sólida, provocamos en nuestro organismo una serie de reacciones que le obligan a movilizar sus propias reservas de energía y a vivir de ellas. Este proceso de reajuste y reactivación nos afecta de forma física y psíquica y es un acto natural.

El ayuno debe ser siempre controlado y realizado bajo supervisión médica, pues puede ocasionar algunos síntomas molestos como dolor de cabeza, irritabilidad, fatiga o náuseas, que desaparecen después de dos o tres días, al igual que la sensación de hambre.

Cada individuo es diferente y dispone de unas reservas determinadas, de forma que el ayuno solamente será beneficioso mientras el cuerpo cuente con energía para subsistir. Agotar esta reserva calórica y seguir con el ayuno puede derivar en un desajuste del organismo, afectar al sistema inmunológico, reducir las defensas y, con todo ello, acabar enfermándonos o afectar a órganos vitales como el hígado o el riñón.

¿Qué beneficios aporte al ayuno a la salud? El ayuno se podría considerar como un mecanismo de auto limpieza del organismo. Mientras estamos ayunando, el cuerpo puede descansar de los procesos digestivos, que requieren el 65% de la energía corporal, y liberar las toxinas acumuladas. Estudios científicos revelan que el ayuno reduce el riesgo de desarrollar enfermedades del corazón y diabetes porque provoca cambios positivos importantes en el nivel del colesterol como respuesta al ayuno y a cierto nivel de estrés generado durante el proceso –el organismo acude a las reservas de colesterol para utilizarlas como fuente de energía en lugar de glucosa– .

Además de reducir los niveles de colesterol, el ayuno es beneficioso porque cuantas menos células grasas tenga el organismo menos probabilidad hay de experimentar resistencia a la insulina o diabetes.

Otras investigaciones constatan la eficacia del ayuno en el tratamiento de enfermedades reumáticas, dolor crónico, hipertensión, enfermedades inflamatorias y degenerativas crónicas e incluso como complemento para paliar los efectos de la quimioterapia en los procesos contra el cáncer. La explicación la encontramos en la capacidad del ayuno de facilitar el despertar de los mecanismos naturales de curación del organismo, sin la intervención de agentes externos.

Conclusión: el ayuno ayuda a reequilibrar nuestro organismo.

Siempre bajo control, el ayuno puede realizarse en períodos de uno o tres días, o más largos si se cuenta con una reserva excesiva de calorías, por ejemplo en personas con serios problemas de obesidad.

EL AYUNO INTERMITENTE

El ayuno intermitente implica disminuir las calorías en su totalidad o en parte, ya sea un par de días a la semana, cada tercer día, o incluso a diario. Aquí están algunos de esos programas de ayuno intermitente, y personalmente aconsejo vivamente realizarlos al menos dos o tres veces al año.

5 Días de Ayuno

En este tipo de ayuno, no se abstiene completamente de alimentos. En el primer día, se pueden comer alrededor de 1.000 a 1.100 calorías, luego 725 calorías en los cuatro días restantes. El tipo de alimentos durante estos días debe ser principalmente vegetales, bajo en carbohidratos y proteínas y alto contenido de grasa saludable.

Se debe tener cuenta, para alguien no habituado a ayunar, que puede ser bastante difícil pasar cinco días con muy poca comida, así pues, lo ideal sería hacerlo gradualmente hasta alcanzar los cinco días.

Se pueden hacer estos cinco días de ayuno, una vez al mes, durante tres meses consecutivos.

Ayuno 5:2

En el plan 5:2, se disminuye la alimentación a una cuarta parte de las calorías diarias normales en los dos días de ayuno escogido (alrededor de 600 calorías para los hombres y 500 para las mujeres), además de mucha agua y té. En los otros cinco días de la semana, se puede comer con normalidad.

Ayuno en días alternos/ cada tercer día

Este programa es exactamente como suena: un día de descanso, un día de ayuno. En los días de ayuno, se restringe la alimentación a una comida de aproximadamente 500 calorías. En los días sin ayunar, es aceptable comer con normalidad. Uno de los beneficios del ayuno en días alternos es que el cuerpo tiende a adaptarse a la regularidad del programa y es más fácil mantenerlo un tiempo más largo.

Ayuno máximo o Peak

Consiste en limitar el consumo de alimentos diario a un lapso de seis a ocho horas (la clave aquí es comer el desayuno o la cena, pero no ambos). Se debe evitar el consumo de alimentos entre 13 a 18 horas. Por ejemplo, se toma la cena, antes de las 20h y no se ingiere nada más hasta después de las 12h de la mañana. Esta estrategia es más agresiva y, como resultado, las personas tienden a ver resultados más rápido. Se puede tomar café o infusiones.

El tiempo específico se basa en las lecturas de azúcar en la sangre. Es una buena opción, al ser muy fácil de seguir una vez que el cuerpo ha cambiado del modo de quema de azúcar al modo de quema de grasa como combustible principal.

En ese momento, se deja de experimentar la frecuente sensación de hambre, y se pueden aguantar horas sin utilizar energía. La grasa, al ser un combustible que se quema lentamente, le permite aguantar sin experimentar bajos niveles de energía dramáticos relacionados con el azúcar. Con el fin de conseguir un buen funcionamiento de este programa, se debe optar por omitir el desayuno o la cena. Sin embargo, si se cena, es importante dejar de comer por lo menos tres horas antes de irse a acostar.

La lógica detrás de esta recomendación está relacionada con la forma de producir energía de nuestro organismo. Cuando está durmiendo, el cuerpo necesita la menor cantidad de energía, y si lo alimentamos en ese momento cuando no necesita energía, terminará creando una situación en la cual el mitocondria generará cantidades excesivas de radicales libres dañinos.

LA DIETA BAJA EN FODMAP

Es una dieta procedente de Australia y una de las más populares del mundo porque es eficaz y responde muy bien como tratamiento contra el síndrome del colon irritable y otros trastornos gastrointestinales.

El síndrome del colon irritable es un problema común, tanto en los hombres como en las mujeres de todas las edades. El primer síntoma es tener muchas flatulencias (gases), el vientre hinchado, a veces con dolores, y excrementos malolientes, irregulares y a menudo demasiado líquidos (diarreicos).

¿En qué consiste y qué son los FODMAP? Son una familia de azúcares que muchas personas absorben mal en el intestino delgado y llegan al colon donde proliferan bacterias que a su vez provocan una fermentación productora de grandes cantidades de gas. Resultado, los FODMAP provocan rápidamente hinchazón del intestino.

El acrónimo inglés FODMAP hace alusión a:
– F de "fermentable".
– O de "oligosacáridos": Se trata de cadenas de azúcares presentes en el trigo, la cebada, el centeno, la cebolla, el puerro, el ajo, el chalote, la alcachofa, la remolacha, el hinojo, los guisantes, la achicoria, el pistacho, el anacardo, las leguminosas, las lentejas y los garbanzos.

— D de "disacárido", un azúcar doble presente en la leche y en los quesos frescos.

— M de "monosacárido": un azúcar simple, como la fructosa, presente, sobre todo en: manzana, pera, mango, cereza, sandía, espárrago, azúcar de mesa, guisantes, miel y jarabe de glucosa–fructosa.

— A de "And», es decir, "y" en inglés.

— P de "polioles": los alcoholes del azúcar, presentes en las manzanas, las peras, los albaricoques, las cerezas, las nectarinas, los melocotones, las ciruelas, las sandías, las setas, las coliflores y en numerosos productos para adelgazar.

La dieta consiste, pues, en reducir al máximo estos alimentos, aunque se pueden consumir en pequeñas cantidades. El objetivo no es eliminar toda la fructosa, sino eliminar el exceso de fructosa en la alimentación, es decir, cuando hay más fructosa que glucosa.

Una persona afectada por el síndrome del colon irritable, al principio debe eliminar todos los FODMAP de su alimentación para disminuir los síntomas. Después de unas seis u ocho semanas siguiendo una dieta sin FODMAP, si esta da resultados, puede ir introduciendo cada azúcar uno por uno y en pequeñas cantidades, lo cual le permitirá identificar el azúcar o los azúcares causantes de estos síntomas en su digestión y evitar de este modo restricciones innecesarias.

Esta dieta se parece a la dieta sin gluten, estando restringidos también el trigo, la cebada y el centeno, pero su limitación no se debe al gluten, la proteína presente en estos cereales, sino a los fructosanos, es decir, los glúcidos que contienen y que fermentan con facilidad, provocando así las hinchazones.

LA DIETA ANTIINFLAMATORIA O DEL PH ALCALINO

La dieta antiinflamatoria o del pH alcalino busca mantener los niveles idóneos del pH en sangre. Esta dieta potencia el sistema inmune y genera bienestar y salud física y emocional.

A partir de la página 116 explico las bases de la alimentación alcalina y antiinflamatoria, apunto los errores que nos llevan a tener una alimentación inflamatoria, propongo un ejemplo de dieta completa y añado combinaciones de ensaladas y destaco algunos consejos para evitar la inflamación y restablecer el equilibrio interno.

LA DIETA MEDITERRÁNEA

Más o menos todo el mundo sabe cuáles son los "ingredientes" de la dieta mediterránea; básicamente:

1. Un alto consumo de vegetales (frutas, verduras, legumbres y frutos secos).
2. Un consumo moderado de carne y pescado (y dentro de éstos, un consumo preferente de pescado azul).
3. Consumo moderado de cereales (sobre todo trigo).
4. Aceite de oliva, vinagre, utilización de condimentos y especias, ajo y cebolla.
5. Y una copa de vino con las comidas.

Este patrón de alimentación, característico de países como España, Portugal, Francia, Italia, Grecia y Malta, se asocia a una vida larga y saludable, a una menor incidencia de enfermedades cardiovasculares, a menor riesgo de deterioro cognitivo y menores tasas de sobrepeso, así como a un menor índice de obesidad abdominal (un indicador del riesgo de diabetes, hipertensión, infarto y accidente cerebrovascular). Incluso a un menor riesgo en la incidencia y mortalidad por cáncer, a sufrir enfermedades pulmonares, asma y alergias y a beneficios a la hora de conservar la masa ósea.

Pero la dieta mediterránea no se ciñe solo a los alimentos, también abarca todo el proceso de producción, desde la tierra o el mar a la mesa. Como declaró la Unesco: "*Es una filosofía de vida basada en una forma de alimentarnos, de cocinar los alimentos, de compartirlos, de disfrutar de nuestro entorno y nuestro paisaje, de vivir y de relacionarnos con el medio*". Y es bien cierto que los mediterráneos no nos sentamos a la mesa solo para comer, sino "*para comer juntos y disfrutar de la compañía de amigos y familia*".

Os expongo el decálogo para seguir la dieta mediterránea:

1. Utilizar el aceite de oliva como principal grasa para cocinar.
2. Consumir alimentos de origen vegetal en abundancia: hortalizas, frutas, legumbres, setas, semillas y frutos secos.
3. Incluir cereales en las comidas a diario, pero en su forma integral.
4. Los alimentos frescos y de temporada son los más recomendables.
5. Consumir lácteos como máximo una o dos veces al día, mejor en su forma fermentada como el yogur o el queso.
6. Consumir huevos (tres o cuatro a la semana) y pescado (de dos a cuatro veces por semana) en abundancia.
7. Limitar o eliminar las carnes rojas y procesadas, así como el embutido.
8. En las meriendas, elegir fruta fresca y limitar la bollería y las galletas para contadas ocasiones.
9. El agua es la mejor bebida que podemos ingerir. Tomar con frecuencia infusiones de hierbas.
10. Realizar actividad física a diario.

LA DIETA VEGANA

La dieta vegana es la que no ingiere productos alimenticios de origen animal. Al igual que los vegetarianos, los veganos no comen carne de ningún tipo (de cerdo, vaca, cordero, pescado, pollo, etc.), pero, a diferencia de ellos, tampoco consumen huevos, lácteos ni miel.

Para seguir esta dieta es muy conveniente contar con el asesoramiento de un nutricionista para que la dieta incluya todas las vitaminas y los minerales necesarios para mantenerse saludable. Con una buena planificación, una dieta vegana puede ser rica en vitaminas C, D y E, magnesio, calcio, hierro y zinc. De hecho, hay quienes sostienen que el veganismo contribuye a reducir el riesgo de sufrir ciertas enfermedades.

Entre los alimentos que tienen más protagonismo dentro de la dieta de los veganos nos encontramos los siguientes: las legumbres, los frutos secos, los cereales, el tofu, la leche de soja...

A la hora de poder llevar a cabo una alimentación vegana sin poner en peligro la salud, se establece una serie de pautas que se deben cumplir tales como estas:

- Hay que aportarle al organismo omega 3 mediante el consumo de semillas de lino.
- Los productos prioritarios son las frutas, las verduras y las legumbres.
- Hay que alimentarse de manera variada.
- Es importante apostar por ingerir un complemento alimenticio de vitamina B12.

LAS DIETAS EVOLUTIVAS: PALEO DIETA, CRUDIVORISMO Y DIETA CETOGÉNICA

Hay unas dietas llamadas evolutivas, defensora de la alimentación a semejanza del hombre ancestral, incluyendo un cereal, el arroz, y un seudo cereal, como el trigo sarraceno.

1– Todas ellas priorizan el consumo de verduras, hortalizas y frutas.
2– Elevado consumo de grasas de buena calidad.
3– No se ingiere gluten.
4– No se ingieren alimentos procesados.
5– Todas pueden contener algún tipo de proteína animal, aunque en alguna sea opcional.

Sus nombres son: dieta paleo, crudivorismo y dieta cetogénica. Veamos con más detalle lo que propugna cada una de ellas:

Paleo Dieta
Como su nombre ya nos induce a comprender, es una dieta que busca volver a la alimentación de nuestros antepasados cazadores–recolectores, evitando cereales, legumbres, lácteos, azúcar, sal y alimentos procesados. Promueve el consumo de frutas y verduras frescas, plantas oleaginosas, carne magra, pescado y marisco.
Dentro de ella, hay variedades:

Dieta primal paleo– Presenta algunas diferencias con respecto a la paleo dieta típica. No se priorizan los crudos, se toman lácteos fermentados, huevos sin límite y no se renuncia a las partes grasas de los animales, al no ser considerado un problema el colesterol procedente de animales criados con respeto y de pastoreo o ecológicos. También introduce soja fermentada y "edamame", un tipo de soja orgánica, así como las legumbres, ocasionalmente, casi siempre en forma de germinados.

Paleo Dieta vegetariana– Nace de la necesidad de muchos deportistas de no comer carne de animales por motivos morales. Este tipo de elección nutricional puede tener diversas variantes y así puede incluir seudo cereales, en forma de trigo sarraceno o quínoa, o lácteos no pasteurizados o fermentados.

También es posible la inclusión en la dieta de los bivalvos (almejas, mejillones, ostras, percebes, navajas y similares) como fuentes de proteínas, pues consideran que carecen de sistema nervioso superior, como el resto de los animales aceptados para consumir en una dieta evolutiva.

No obstante, una dieta vegeto paleo estricta, con huevos, semillas, algas, polen y frutos secos, sería suficiente para obtener la proteína necesaria sin la necesidad de recurrir a los seudo cereales o a los lácteos.

Crudivorismo

Consiste en nutrirse a base de alimentos que no hayan sufrido la agresividad de la cocción por encima de 42 grados o secados al sol o crudos. El objetivo es transmitir la vitalidad del alimento al máximo, la energía o chi, como la llaman los médicos orientales. Otro motivo es evitar la "leucocitosis post digestiva" consistente en un aumento de leucocitos o glóbulos blancos responsables de defendernos de agentes patógenos como virus, bacterias, toxinas, leucocitos que aumentarían después de comer alimentos o platos cocinados.

Dieta cetogénica

Una dieta cetogénica cíclica se basa en tres puntos clave con el objetivo de lograr la cetosis nutricional. La cetosis nutricional es el estado metabólico relacionado con una mayor producción de cetonas en el hígado, es decir, el reflejo biológico de poder quemar grasa. Y se consigue comiendo:

1. Una **cantidad mínima de carbohidratos** con el fin de prevenir la inflamación y facilitar la quema de grasas como combustible principal.
2. Una **cantidad adecuada de proteína de alta calidad** con el fin de darle a su cuerpo los bloques de construcción suficientes para mantener la salud de los tejidos y los músculos.
3. Una **alta cantidad de grasas saludables** con el fin de prevenir la inflamación, nutrir las células saludables y optimizar la salud y función mitocondrial.

Como regla general, consumir de 20 a 50 gramos (o menos) al día de carbohidratos netos (carbohidratos totales menos la fibra), así como consumir una cantidad baja a moderada de proteína, por lo general, es lo suficientemente bajo como para permitir hacer el cambio a la cetosis nutricional. Una vez el cuerpo comienza a quemar grasa como combustible, necesita cambiar a una dieta cetogénica cíclica, pues la cetosis continua a largo plazo no es saludable. Esta es la razón por la cual el programa se conoce como dieta cetogénica cíclica.

Se ha demostrado que la dieta cetogénica, caracterizada por el bajo consumo de carbohidratos netos y el alto consumo de grasas, tiene efectos positivos sobre muchas enfermedades crónicas, incluido el cáncer, y puede mejorar significativamente sus probabilidades de bajar de peso. Esta dieta siempre debe acompañarse de una supervisión muy rigurosa con analíticas periódicas y seguramente precisará complementar con suplementos como vitaminas o calcio.

LA DIETA MACROBIÓTICA –PROGRAMA BIENESTAR BLANCA GALOFRÉ

La macrobiótica no solo es una forma de alimentarse, es una filosofía de vida. Actualmente, la mayoría de personas tiene un pH corporal ácido. Esto se debe a factores, tales como:

- La alimentación rica en alimentos refinados (pan, pasta, arroz y azúcar blanco, bollería industrial).
- Bebidas con gas.
- Exceso de proteína.
- Consumo de alcohol y tabaco.
- Situaciones estresantes.
- Contaminantes exógenos y contaminaciones electromagnéticas.
- Abuso de medicamentos.

Esta acidez puede provocar cansancio, bajo estado de ánimo, dolores articulares, pérdida de minerales, además de exponer nuestro cuerpo a multitud de enfermedades.

La dieta macrobiótica, con productos preparados a base de ingredientes de primerísima calidad y provenientes de agricultura ecológica, consigue en diez días revertir este pH ácido a un pH normal.

Es la dieta que recomiendo en el capítulo dos, cuando expongo las diferentes fases para afrontar un programa alimenticio para adelgazar y como indico se debe realizar durante diez días, siendo imprescindible seguir después con una alimentación sana y natural: rica en cereales, legumbres, verduras cocidas, pescado y pobre en grasas y azúcares, para así seguir equilibrando el pH, y perder peso y grasa corporal.

LAS RECETAS PARA COCINAR EN CASA

(sin gluten, ni azúcar, ni leche de vaca)

AGUAS, INFUSIONES Y TISANAS

Infusión de jengibre, eneldo y limón– digestiva– (receta en pág. 32)

Infusión de anís estrellado e hinojo – carminativa para gases– (receta en pág. 32)

Infusión de semillas de linaza – remedio contra el estreñimiento–
Infusionar 2 cucharadas de semillas de linaza en ½ l de agua.

Infusión de áloe vera, zarzaparrilla, bardana y salvia –indicada para el cuidado de la piel–.
(El áloe vera es una gran aliada de la piel. Posee propiedades antisépticas, antiinflamatorias, bactericidas y regeneradoras de la piel y también es un gran antioxidante. La zarzaparrilla, por su parte, es eficaz para curar eccemas e irritaciones de la piel. Mientras, la salvia actúa como regulador de problemas de piel de tipo hormonal.)
2 cucharaditas de áloe vera en polvo (o un trozo de la planta natural)
4 cucharaditas de zarzaparrilla
2 cucharaditas de bardana
4 cucharaditas de salvia
Infusionar con ½ litro de agua y añadir azúcar o miel

Agua de jengibre, limón y pepino – refrescante para el verano–
1 pepino
30 gr de jengibre
60 ml de zumo de limón
600 ml de agua
4 cubitos de hielo
Pelar el pepino y cortar muy fino, mezclar con el resto de ingredientes y servir

Agua de menta –refrescante–
Un puñado de hojas de menta
60 ml de zumo de limón
60 ml de sirope de agave
700ml de agua
4 cubitos de hielo
Triturar todos los ingredientes y servir

Agua de kéfir (receta en pág. 36)

Té de kombucha
El té kombucha es un probiótico natural, muy fácil de preparar.

Ingredientes
1 litro de agua mineral
SCOBY (el hongo de la kombucha, un cultivo simbiótico de bacterias y levadura)
2 bolsas de té negro
5 cucharadas de melaza de cebada (la receta originaria utiliza 60 g de azúcar blanco)
120 ml de vinagre de manzana o 150ml de té kombucha (que actúa como cultivo iniciador)

Preparación
1– Hervir el agua en una olla, poner las 2 bolsas de té negro. Apagar el fuego y dejar infusionar 15 minutos.

2– Añadir la melaza de arroz y remover hasta que se disuelva.
3– Dejar enfriar (tapar la bebida).
4– Poner el té dentro de un bote de vidrio y añadir el cultivo iniciador y el SCOBY. Tapar el bote con un paño de algodón limpio y una goma elástica.
5– El bote debe estar a una temperatura constante de 21 – 26 ºC, en un lugar oscuro y ventilado.
6– Dejar diez días que fermente.
7– Si se desea bajar el contenido del endulzante, se puede alargar la fermentación hasta tres semanas.

TRUCO	CONSEJO
Un vaso de kombucha con hielo sirve de aperitivo sustituto del alcohol.	Un chupito de Kombucha en ayunas ayuda a regenerar la macrobiota.

LICUADOS, BATIDOS, BEBIDAS Y LECHES

"Shot energético" de jengibre, manzana y limón –un chupito alcalinizante y energético para tomar en ayunas–

Licuar una manzana verde, 30 gr jengibre y ¼ de limón
Licuado de remolacha –para la anemia–
1 cm de jengibre fresco
1 manzana roja mediana
1 remolacha mediana (pelada)
1 pepino pequeño
1 bulbo de hinojo pequeño
2 zanahorias grandes
Licuar todos los ingredientes en una licuadora.

Licuado de mañanas
2 manzanas, 1 zanahoria, ½ endivia o pepino o hojas de espinacas, una rodaja de jengibre y chorro de limón.

Recomiendo añadir una cuchara de semillas de lino molidas si hay estreñimiento o una cuchara de semillas de cáñamo peladas si se necesita aporte proteico.

Batido andino —energético y equilibrante hormonal—
Triturar en la batidora: 150 g de piña, ½ cucharadita de maca en polvo, 1 cucharada de coco rallado, 4 dátiles y 100 ml de leche de almendras.

Batido de avena —sirve para desayuno o merienda—
Ingredientes
4 nueces de Brasil
1 taza y media de avena (180 g)
1 plátano pelado
2 dátiles Medjool deshuesados
1 cucharadita colmada de canela molida
1 cucharadita de miel
1 cucharadita de maca

Elaboración
Dejar en remojo las nueces de Brasil y la avena en un cuenco con agua fría durante una hora más o menos, o una noche, si es posible.
Escurrirlas y poner en una batidora con el resto de ingredientes y media taza (150 ml) de agua fresca.
Triturar hasta obtener una bebida suave y cremosa.

Bebida de cacao
Triturar en la batidora: 500 ml de leche de almendras, 1 plátano, 4 cucharadas de cacao o algarroba en polvo, 6 dátiles u otro dulce.

Batido desayuno "fat for fuel"
Ingredientes y preparación
La pulpa de ½ aguacate maduro
1 plátano
1 taza de leche de almendra fría (300 ml)

½ taza de frutas del bosque (100g)
¼ de taza de avena
Un puñado de espinacas
2 dátiles Medjool deshuesados
1 cucharada de aceite de coco
Triturar todos los ingredientes en una batidora hasta obtener una bebida suave y cremosa

Bebida de limón fría
Ingredientes
500 ml de leche de avellanas
Zumo de un limón
Un puñado de hojas de menta
2 gotitas de concentrado de estevia u otro dulce
10 g de semillas de chía

Preparación
Colocar en un cuenco las semillas de chía y cubrirlas con agua el doble de su volumen. Remover bien y dejar 15 minutos en remojo. Las semillas absorberán el agua y se transformarán en una sustancia gelatinosa que será la encargada de dar cuerpo a la limonada.
Triturar bien todos los ingredientes y servir bien fría.

Horchata de chufas
Ingredientes y preparación
250 g de chufas, previamente remojadas 8 h en agua)
8 dátiles
800 ml de agua
Triturar y colar las chufas con el resto de los ingredientes y estrujarlas con la bolsa de tela o nilón. Lista para servir

Chocolate a la taza a la española (para dos personas)
Ingredientes
500 ml de agua mineral
50 gr panela
1 cuchara de postre de KUZU

50gr de cacao en polvo amargo
150gr de tableta de chocolate negro min 70% cacao.

Preparación
Poner el agua con la panela y con el KUZU a calentar en un cazo. Hervir hasta que se funda la panela, agregar el cacao en polvo y batir con varillas.

Trocear el chocolate en un bol y verter el contenido del cazo en tres veces, removiendo para que se vaya deshaciendo el chocolate.

Verter el contenido del bol de nuevo en el cazo y dejar hervir unos 15 minutos sin dejar de remover.

Aromatizar con vainilla o canela.

Leche de almendra natural

Ingredientes y preparación
200 g de almendras (remojadas en agua previamente durante 8 horas)
1 l de agua

Después de remojar las almendras colar, lavar y triturar agregando el litro de agua poco a poco.

Pasa la mezcla por una bolsa de tela o una tela bien fina (algodón, lino o nilón, sin tintas).

Estrujar, ordeñando hasta la última gota.

Con la pulpa se pueden hacer otras recetas o bien deshidratarla y obtener harina.

Crema casera de aceite de coco –para el café– (receta en pág. 214)

Crema de Ghee –para el café y el té–
   5 gr de mantequilla Ghee
   5 gr de aceite coco
   Una taza de café americano o italiano
   Batir en túrmix o similar y luego espolvorear con cacao puro o canela
El ghee es un tipo de mantequilla clarificada proveniente de la cultura ayurveda, interesante por sus beneficios para la salud cardiovascular, sus efectos antiinflamatorios y su capacidad antioxi-

dante, entre otras varias bondades. En la cocina, el ghee es fácil de elaborar, otorga un sabor delicado y delicioso a los platos y es un gran aliado para las cocciones a altas temperaturas. Consumido con moderación, el ghee es un alimento sumamente interesante para incorporar a la dieta de todos los días.

SNACKS SALUDABLES

SALADOS

Queso vegano cremoso de anacardos
Ingredientes y preparación
300 g de anacardos (previamente remojados en agua de 3 a 8 horas)
1 cucharadita de levadura nutricional
1 cucharadita de miso
½ cucharadita de sal
Colar y lavar los anacardos. Triturar en el procesador con el resto de ingredientes hasta obtener una textura moldeable lisa.
Poner la mezcla en dentro de una estameña, bolsa de filtrar o una tela fina de algodón o nilón. Dar forma y dejar fermentar unos dos días.

Chips de queso de anacardos
Ingredientes
300 g de anacardos (previamente remojados en agua de 3 a 8 horas)
2 cucharadas de levadura nutricional
1 cucharada de orégano
Zumo de limón
2 cucharadas de aceite de oliva
1 cucharadita de sal marina
150 ml de agua

Elaboración
Colar y lavar los anacardos y triturar con todos los ingredientes hasta obtener una textura cremosa.

Extender la crema en una capa fina de más o menos ½ cm de alto, repartida en las hojas de las bandejas del deshidratador. Deshidratar a 45 °C durante unas 12 horas.

Darle la vuelta, extraer las hojas y dejar deshidratando unas 8 más o hasta que quede bien crocante.

Sacar los chips y guardar en un recipiente hermético. Se conservan tres meses o más fuera de la nevera.

Chips de zanahoria y calabacín

Pelar y cortar muy finos los vegetales. Mezclar con especias y hierbas aromáticas y un poco de aceite de oliva. Poner las rodajas en una placa de horno y hornear unos 20 minutos a 110–150 °C.

Crackers al curry

Ingredientes
 250 g de semillas de lino dorado
150 g de pipas de girasol
75 g de semillas de cáñamo peladas 400 g de zanahoria
150 g de apio
Ralladura y zumo e un limón
Un puñadito de perejil picado
40 ml de aceite de sésamo
1 cucharadita de curry
1 cucharadita de sal

Preparación
Poner a remojar en agua y en recipientes separados la linaza y las pipas de girasol durante una noche o un mínimo de cuatro horas.

Colar y lavar las pipas de girasol y reservar. Lavar el lino.

Triturar la zanahoria, el apio, el limón, el aceite, el curry y la sal hasta conseguir un puré. Mezclar con las semillas coladas, el cáñamo y el perejil.

Extender en las hojas de las rejillas del deshidratador, marcar el corte deseado y deshidratar durante 12 horas, dar la vuelta y dejar deshidratando hasta que queden crocantes.

Hummus (receta en pág. 52)

Guacamole
Ingredientes y preparación
2 aguacates grandes
Zumo de dos limas
1 cucharadita de sal
200 g de tomates cortados en daditos
100 g de cebolla picada pequeña
Un puñado de cilantro picado bien fino
1 cucharadita de semillas de eneldo molidas
Chile o cayena al gusto
Hacer una pasta con la pulpa del aguacate y agregar el resto de los ingredientes.

Paté de remolacha
Ingredientes y preparación
200 g de pipas de girasol (remojadas previamente en agua entre 3 y 8 horas)
150 g de remolacha
60 ml de zumo de limón
60 ml de tamari
1 cucharada de comino en polvo.
Pelar y rallar la remolacha. Triturar todos los ingredientes hasta conseguir una textura cremosa.

Patatas de boniato
Ingredientes
3 boniatos grandes
Aceite de oliva
1 cucharada colmada de canela molida
1 cucharada colmada de pimentón
Una docena de ramitas de romero fresco y sal

Preparación
Precalentar el horno a 200 ºC (a 180 ºC si es de convección)

Cortar los boniatos en cuñas gruesas, colocarlos en una bandeja refractaria y regarlos con abundante aceite de oliva.

Espolvorear por encima la canela, el pimentón y la sal y remover para que queden bien cubiertos con el aliño.

Repartir las ramitas de romero por encima y hornear durante más o menos una hora, dándoles la vuelta una o dos veces durante la cocción. Deben cocerse hasta que estén tiernos.

DULCES

Dátiles rellenos

Ingredientes

12 dátiles

12 cucharaditas de manteca de frutos secos (se precisan dos tazas de almendras y una pizca de sal)

Una pizca de cacao puro en polvo

Preparación

Para hacer la manteca de frutos secos, tostar las almendras durante unos diez minutos en el horno precalentado a 200 °C. Triturarlas junto con la sal en un robot de cocina durante unos 15 minutos hasta obtener una crema sin grumos. Se conserva en un recipiente hermético una semana.

Abrir los dátiles sin llegar a cortarlos por la mitad y deshuesarlos. Rellenar con una cucharadita de manteca de frutos secos y una pizca de cacao en polvo.

Guardar en el frigorífico y dejarlos durante una hora más o menos para que se endurezcan.

Granola (receta en pág. 48)

Chips de fruta

Se pueden hacer de piña, plátano, fresa, papaya, mango, manzana, naranja, kiwi, entre otras.

Hay que lavar y cortar en rodajitas cada fruta con un grosor de 1 cm más o menos.

Poner a deshidratar durante unas ocho horas, dar la vuelta y dejar deshidratar hasta que queden secas o gomosas, según el gusto personal.

Galletas de avena
Ingredientes
3 plátanos maduros (400 g)
4 cucharadas colmadas de manteca de almendra
1 cucharada de aceite de coco, más un chorrito para untar
4 cucharadas de sirope de arce
1 ½ tazas de avena (180 g)

Preparación
Pelar los plátanos y ponerlos en un cuenco grande. Aplastarlos bien con la ayuda de un tenedor.

Añadir la manteca de almendra, el aceite de coco y el sirope de arce y mezclar hasta obtener una preparación con una consistencia pegajosa. Incorporar la avena y remover.

Una vez todo bien mezclado, untar una bandeja refractaria con aceite de coco, en la que se repartirán pequeñas porciones de la pasta y se dará forma de galleta con las manos. (Deben ser bastante finas para que resulten crujientes.)

Hornear entre 18 y 20 minutos, hasta que las galletas comiencen a dorarse.

Galletas –sin gluten–
Ingredientes
Un trozo de 2 cm de jengibre rallado
140 g de mantequilla
3 c de jarabe de arce
100 g de azúcar moreno o panela
140 g de harina de alforfón
30 g de harina de lupino
175 g de harina sin gluten (de maíz o de arroz)
1cc de bicarbonato sódico
2 cc de jengibre en polvo

1 c de canela en polvo
Una pizca de sal

Preparación
Precalentar el horno a 180 ºC. Rallar finamente el jengibre con un rallador de parmesano. Derretir la mantequilla en un cazo con el jarabe de arce y la panela.

Poner en un cuenco las harinas y el bicarbonato sódico, mezclar y agregar el jengibre en polvo, la canela y la sal, y después el jengibre rallado y la mantequilla con el jarabe de arce. Incorporar todo bien. Dejar que la bola de pasta se enfríe en el frigorífico durante 30 minutos.

Forrar dos bandejas con papel sulfurizado. Extender la pasta de modo que tenga un grosor de 4 o 5 mm. Con la ayuda de un cortapastas, cortar las galletas dándole la forma deseada. Disponer sobre bandejas y hornear durante 12 minutos.

Galletas caseras de avena, plátano y canela

Aplastar un plátano maduro con un tenedor y añadir unos copos de avena y un poco de canela molida. Repartir en pequeñas porciones y cocer al horno 15–20 minutos.

Bolitas de cacao y almendra

Ingredientes
1 taza de almendras (200g)
2 tazas de dátiles de Medjool (400g)
4 cucharadas de cacao puro en polvo
2 cucharadas de manteca de almendras
2 cucharadas de aceite de coco
2 cucharadas de semillas de chía

Preparación
Para empezar, triturar las almendras en un robot de cocina durante unos 30" hasta que queden granuladas.

Deshuesar los dátiles y añadirlos al robot, junto con el resto de los ingredientes y dos cucharadas agua. Triturar hasta que todo quede bien mezclado y presente una consistencia pegajosa.

Formar bolitas y dejarlas en el congelador durante una hora para que se endurezcan. Conservar después en un recipiente hermético en el frigorífico.

Porridge de avena

La base del *porridge* consiste en leche de avena sin gluten o agua, hervida con copos de avena, a la que se pueden añadir según preferencias otros ingredientes para dar sabor.

Preparación

Hervir 600 g de leche vegetal (avena sin gluten, arroz, almendras...) con 60 g de copos finos de cereales (avena, quínoa, espelta...). Estará listo cuando el cereal, avena por ejemplo, haya espesado.

Añadir canela, clavo de olor, ralladura fina de limón o jengibre, naranja, orejones o pasas de corinto. Evitar los higos.

Con una pizca de sal gris, se baja el ying y se sube el yang.

CALDOS, SOPAS, CREMAS Y GAZPACHO

Caldo depurativo (receta en pág. 136)

Caldo de verduras (receta en pág. 110)

Caldo de huesos

Ingredientes

Los huesos de un pollo (la cabeza, el cuello y las patas también pueden usarse, si es eco)
1 cucharada sopera de pasta de miso blanco
3 dientes de ajo pelados
3 zanahorias cortadas en trozos grandes
3 hojas de laurel
1 cucharadita de café de granos de pimienta negra y ½ limón

Elaboración

Precalentar el horno a 135 °C. Colocar todos los ingredientes en una fuente o en una cazuela apta para el horno y recubrirlos con agua hasta 5cm por encima de los huesos. Hornear de diez a doce horas.

También se puede utilizar una olla a fuego lento.

Pasarlo por un colador de malla fina.

Caldo de fruta (receta en pág. 111)

Gelatina de hueso (receta en pág. 180)

Sopa de miso
Ingredientes
1´5 litros de caldo (obtenido al cocer 200 g de trocitos en forma de palitos de cebolla, col, puerro, apio, chirivía y zanahoria en juliana)
35g. de miso
15g. de pasta de umeboshi
20g. de Tamari
120g. de alga Hiziki cocida
100g. del agua de cocción de las algas
Semillas de sésamo tostadas

Elaboración
– Calentar el caldo a +/– 60 ºC
– Añadir el miso, el umeboshi y el Tamari. Remover
– Añadir las algas, el agua de cocción y los palitos de verduras
– Añadir el sésamo justo en el momento de tomarlo

Sopa alcalinizante (receta en pág. 173)

Sopa de lentejas y tomillo
Ingredientes
250 g de lentejas pardas precocidas
1 diente de ajo picado
1 ramita de tomillo
600 ml de agua o caldo de huesos de pollo
1 cucharada sopera de aceite de oliva y sal

Elaboración
Rehogar el ajo en aceite caliente durante 3 minutos.
Añadir las lentejas y continuar la cocción otros 3 minutos.
Añadir el agua y el tomillo y cocer a fuego lento 10 minutos más.
Pasar por la batidora hasta obtener una textura lisa. Sazonar.

Sopa de hinojo, puerros, y chirivía
Ingredientes
2 bulbos de hinojo en rodajas
3 chirivías en rodajas
1 puerro cortado en láminas finas
1 diente de ajo picado
1 cucharada sopera de hojas de tomillo picadas
500 ml de agua o caldo de huesos de pollo
1 cucharada sopera de aceite de oliva y sal

Elaboración
Rehogar el ajo en aceite caliente 1 minuto.
Añadir el tomillo, el puerro, los hinojos y la chirivía, tapar y cocer 15 minutos a fuego lento, removiendo de vez en cuando para que no se pegue.
Añadir el agua o caldo, llevar a ebullición y cocer a fuego lento 5 minutos más.
Pasar por la batidora hasta obtener una textura lisa. Sazonar.

Crema de avena (receta en pág. 130)

Crema budwig (receta en pág. 126)

Crema de boniatos y nueces de macadamia
Ingredientes
1 boniato grande pelado y cortado en dados
125 g de nueces de macadamia molidas
1 cebolla cortada en rodajas gruesas
1 diente de ajo picado
1 cucharada sopera de jengibre pelado y rallado

La cáscara de medio limón
600 ml de agua o de caldo de hierba limón– jengibre
1 puñado de perejil picado fino
1 cucharada sopera de aceite de coco, sal y pimienta

Elaboración
Rehogar en aceite de coco caliente la cebolla, el ajo y el jengibre durante tres minutos.

Añadir el boniato, las nueces de macadamia molidas, la cáscara de limón y el agua o caldo.

Llevarlo todo a ebullición y cocer a fuego lento hasta que el boniato esté bien cocido.

Pasar por la batidora hasta obtener una textura lisa, añadir el perejil picado y sazonar.

Crema de coliflor y anacardos

Ingredientes
1 coliflor pequeña, asada dorada y tierna
160 g de anacardos puesto a remojo en agua 1 hora (si es posible)
1 cebolla pequeña pelada y un diente de ajo picado
1 cucharadita de café de cúrcuma
½ cucharadita de café de canela en polvo
1 cucharada sopera de aceite de coco
1 cucharada de moka de sirope de arce
250 ml de leche de almendras
1 cucharada sopera de pasta de miso blanco, disuelta en tres cucharadas soperas de agua caliente
325 ml de agua filtrada

Elaboración
Calentar el aceite de coco en una sartén y rehogar la cebolla y el ajo durante tres minutos.

Añadir las especias y calentar dos minutos.

Poner la preparación en una batidora de vaso con los anacardos, la coliflor, la pasta de miso, el sirope de arce, el agua y la leche de almendras y triturar hasta obtener una textura lisa.

Recalentar antes de servir.
Si la crema queda demasiado espesa, añadir agua.

Gazpacho de remolacha
Ingredientes
1000 g de remolacha cocida
250 g de agua de cocción de la remolacha
Pizca de curry no picante
1/6 g de tomillo
40 g de vinagre de ume
40 g de Tamari
½ diente de ajo
400 g de agua
100 g de aceite de oliva o girasol primera presión en frío

Elaboración
— Triturar en Thermomix, cuatro minutos al nº 8 en 2 turnos o en un turmix. Rectificar.
— Acompañar esta crema con germinados de remolacha.

TUPPER CON IMAGINACIÓN

Ensalada verde
Brotes, germinados, encurtidos, semillas, raíces, rúcula, germinados de brócoli, chucrut y rabanitos.
Aderezar al gusto.

Tarta de tomate
Ingredientes
40 g de masa de hojaldre
16 tomates cherry
1 ramita de albahaca
½ cucharadita de concentrado de tomate
½ cucharadita de mostaza, sal y pimienta

Preparación
Recortar un disco de 14 cm de diámetro del rollo de hojaldre y guardar el resto. Colocar el fondo de masa sobre papel vegetal, pincharlo con el tenedor y meterlo en la nevera.

Precalentar el horno a 210 °C. Lavar los tomates y cortarlos en rodajas finas. Mezclar la mostaza y el concentrado de tomate, luego extenderlo sobre la pasta y poner los tomates encima. Salpimentar y cocer la tarta diez minutos en el centro del horno.

En el momento de consumirla, espolvorear con las hojas de albahaca.

Timbal de lentejas o quínoa o bulgur (receta en pág. 129)

Lentejas guisadas (receta en pág. 172)

Tabulé (receta en pág. 172)

Bulgur con ensalada o quínoa (receta pág. 172)

Rissotto de arroz rojo
Ingredientes
1 taza de arroz rojo
3 dientes de ajo pelados y chafados
2 cucharadas de tamari
1 taza de pasas
¾ de taza de piñones
1 cucharada de tahina
El zumo de un limón, aceite de oliva, sal y pimienta

Preparación
Poner el arroz en una cacerola grande y cubrir con agua hirviendo. Cuando rompa a hervir, añadir los ajos y el tamari. Cocer a fuego lento durante unos 45 minutos, añadiendo más agua hirviendo para que no se seque.

Poner en remojo las pasas en un cuenco con agua hirviendo, así resultaran más tiernas.

Tostar los piñones sin aceite.

Una vez que obtenemos el arroz y el agua se ha evaporado, escurrir las pasas e incorporarlas a la cacerola junto con los piñones tostados, la tahina, el zumo de limón, sal, pimienta y un chorrito generoso de aceite de oliva.

Ensalada de brócoli y aguacate
Ingredientes y preparación
1 ½ brócoli
3 aguacates maduros
Anacardos y cebollino

Para el aliño mezclar bien: el zumo de 3 limas, 2 cucharadas de tahina, 2 cucharaditas de tamari, 3 cucharadas de aceite de oliva, 2 cucharaditas de miel o sirope de arce y una pizca de sal.

Cortar el brócoli en trozos pequeños y cocerlo al vapor durante unos siete minutos (debe quedar un poco crujiente). Dejar enfriar. Cortar los aguacates, pelar y deshuesar y cortar la pulpa en dados. Picar el cebollino y mezclarlo con el aguacate, el brócoli y los anacardos en una ensaladera. Aderezar con el aliño.

Wok de verduras salteadas con fideos o arroz
Ingredientes
4 zanahorias
16 tallos de brócoli largos
Aceite de coco
 1 rodaja de 2– 3 cm de col lombarda
2 docenas de champiñones
½ pimiento rojo
1 pimiento verde pequeño
300 g de fideos
1 bolsa de espinacas de 250 g
3 cucharadas de tamari
3 cucharadas de tahina
El zumo de tres limones
3 cucharadas de hierbas aromáticas variadas y sal

Elaboración

Pelar las zanahorias y cortar en rodajas finas. Dividir los tallos de brócoli en porciones largas.

Colocar las verduras recién cortadas en un wok grande con dos cucharadas de aceite de coco y cocer a fuego medio– vivo.

Cortar la col en tirar muy finas, los champiñones en cuartos y el pimiento rojo y verde en dados pequeños. Añadirlos a la sartén y seguir cociendo.

Aparte, cocer los fideos en agua hirviendo.

Justo antes de añadir la pasta al wok, incorporar las espinacas al salteado, junto con el tamari, la tahina, el zumo de limón, las hierbas aromáticas y la sal. Escurrir los fideos y agregarlos a las verduras antes de servir y degustar.

Ensalada de berenjenas

Ingredientes

4 berenjenas pequeñas
1 cucharada de hierbas aromáticas secas variadas
2 bolsas de espinacas (500 g aproximadamente)
4 cucharadas de tahina
El zumo de 1 lima
10 tomates secos
1 taza de piñones, sal y pimienta

Elaboración

Precalentar el horno a 200 ºC. Cortar las berenjenas en tiras finas de unos 7,5 mm de grosor y colocarlas en una bandeja refractaria con abundante aceite de oliva, las hierbas aromáticas, sal y pimienta. Hornear durante 20 minutos.

Mientras poner las espinacas en una sartén grande con un chorrito de aceite de oliva, sal y pimienta y rehogarlas. Añadir también la tahina, el zumo de lima y los tomates secos.

En otra sartén tostar los piñones sin aceite.

Añadir las berenjenas y los piñones a las espinacas y mezclar bien antes de servir.

Risotto de espelta
Ingredientes (para una persona)
85 g de espelta
50 cl de caldo de ave desgrasado
2 lonchas de cecina
1 cebolla tierna
120 g de champiñones
90 g de guisantes
1 puñado de rúcula
5 g de parmesano rallado
2 ramitas de albahaca
1 cucharadita de aceite de oliva, sal y pimienta

Elaboración
Calentar el aceite y añadir la cebolla cortada en trocitos (tallo y bulbo) y dorar durante dos minutos.

Añadir la espelta y mezclar bien los granos. Salar. Añadir un poco de pimienta y verter el caldo caliente. Dejar cocer a fuego lento durante 15 minutos con la cazuela tapada, añadir los guisantes, volver a tapar y dejar cocer otros 15 minutos.

Limpiar y cortar los champiñones en trozos y añadirlos cinco minutos antes de terminar la cocción. Remover de vez en cuando para obtener una consistencia cremosa.

Servir cada ración con la cecina cortada en trocitos, la rúcula, un poco de parmesano y las hojas de albahaca. Salpimentar si hace falta.

Espinacas al estilo hindú
Ingredientes
300 g de espinacas frescas
½ cebolla cortada en láminas
½ cucharadita de comino molido
1 semilla de cardamomo
½ cucharadita de canela en polvo
1 hoja de laurel
1 clavo de olor
1 tomate mediano troceado

½ diente de ajo triturado
1 cm de jengibre rallado
½ cucharadita de cúrcuma molida
1 cucharada de salsa de tomate pura
2,5 cl de crema de soja
6 ramitas de cilantro picadas
Sal y pimienta

Elaboración
Limpiar las espinacas desechando los tallos y las hojas estropeadas. Lavar y escurrir, después picar toscamente.

Poner a calentar un wok y añadir la cebolla, el comino, el cardamomo, la canela, el laurel, el clavo, el tomate, el ajo y el jengibre. Calentar a fuego medio durante dos minutos.

Añadir las espinacas, mezclar y cocerlas tres minutos a fuego vivo y otros siete minutos a fuego medio, hasta que se vuelvan de un color verde oscuro. Espolvorearlas con la cúrcuma y añadir la salsa de tomate y la crema de soja. Cocer todo a fuego medio durante cinco minutos sin dejar de remover.

Antes de servir, espolvorear con el cilantro picado. Salpimentar.

Carpaccio de calabacín
Ingredientes
2 calabacines amarillos
1 cucharada de avellanas tostadas y trituradas
50 g de parmesano
2 ramitas de menta
1 cucharada de aceite de oliva
1 cucharadita de aceite de calabaza
1 cucharadita de aceite de avellana
Sal marina y pimienta recién molida

Elaboración
Preparar el aliño: mezclar los aceites con un poco de sal y pimienta. Verter esta salsa en el fondo de una fuente grande y plana (en la que quepan todos los calabacines extendidos una vez cortados en láminas).

Limpiar y frotar los calabacines y cortarlos finamente con una mandolina o con un cuchillo bien afilado. Extender los trozos en la fuente, añadir por encima las hojas de menta y las avellanas. Espolvorear con parmesano rallado y servir de inmediato.

Quínoa con remolacha, champiñones y feta
Ingredientes
200 g de remolacha hervida
40 g de lentejas verdes o 100 g de cocidas
25 g de quínoa (50 g cocida)
50 g de brotes de espinaca
150 g de champiñones
20 g de feta
3 lonchas de cecina
1 ramita de albahaca
1 chalota pequeña
1 cucharadita de aceite de nuez, sal y pimienta

Elaboración
Cocer las lentejas y la quínoa (esta hay que lavarla primero y hervir siete minutos con 1,5 veces su volumen de agua, con sal, pero sin aceite. Detener la cocción y dejar que se hinche durante cinco minutos fuera del fuego).

Verter las lentejas y la quínoa en una ensaladera. Añadir los brotes de espinaca lavados, la remolacha cortada en dados, los champiñones limpios y finamente cortados, la carne seca cortada en tiras, el queso feta desmenuzado, la albahaca picada y la chalota cortada en rodajas.

Salpimentar y mezclar. En el momento de servir añadir aceite de nuez y volver a mezclar después de rectificar el aliño en caso necesario.

Falsa pasta
Ingredientes
2 calabacines medianos
200 g de champiñones

50 gr piñones
1 aguacate
1 cuchara sopera aceite de coco
40 gr albahaca
2 cucharas zumo de limón
Una pizca de sal marina y pimienta

Elaboración
Cortar los calabacines en forma espagueti con cortador de espiral y salar. Cortar los champiñones limpios a láminas. Presionar los espaguetis para que suelten agua y saltear 4 o 5 minutos en una sartén con el aceite de coco orgánico, las setas laminadas los piñones.

Para la salsa: mezclar en un bol el aguacate troceado con la albahaca picada, el zumo de limón, sal marina, pimienta y mezclar con los espaguetis. Decorar con unas hojas de albahaca.

Pollo al curry (receta en pág. 84)

Vieiras al pesto
Ingredientes (para una persona)
5 o 6 vieiras (sin coral)
140 g de habas edamame
75g de garbanzos cocidos
50g de calabacín
1 puñado de rúcula
1 ramita de menta
El zumo y la ralladura de 1 lima
1 cucharadita de aceite de oliva, sal y pimienta

Elaboración
Poner las vieiras ya limpias en un plato pequeño y sazonarlas con sal y pimienta. Reservar en la nevera.

Cocer el calabacín al vapor durante diez minutos. Pasar por la batidora, junto con la mitad de la rúcula, la mitad del zumo de lima, la mitad de la menta, el aceite de oliva y 2,5 cl de agua, sal y pimienta. Llevar a ebullición una cazuela de agua con sal y sumergir las habas edamame durante dos o tres minutos si todavía están congeladas, 45 segundos si ya están descongeladas y ocho o nueve minutos si son frescas (han de quedar bien crujientes).

Lavar y escurrir los garbanzos y mezclarlos con las habas, añadiendo la lima, el resto de las hojas de menta picadas, sal y pimienta.

Servir las vieiras con la ensalada y el pesto. Las vieiras pueden comerse crudas o asadas.

Curry de gambas y rape

Ingredientes
100 g de gambas cocidas
100 g de rape fresco
50 g de arroz integral basmati
100 g de judías verdes
100 de brócoli
100 de brotes de espinaca
½ cebolla
100 g de tomates
1 diente de ajo triturado
4 hojas de lima o 1 tallo de hierba de limón
2 cm de jengibre rallado
 1 cucharadita de curry en polvo
1 cucharada de salsa de soja
6 ramitas de cilantro
½ cucharadita de semillas de sésamo negro, sal y pimienta

Elaboración
Poner a hervir en una cazuela 50 cl de agua con la cebolla, el tomate, el ajo, las hojas de lima, el jengibre rallado, los tallos de cilantro (sin las hojas), la salsa de soja y el curry. Salpimentar ligeramente. Cuando empiece a hervir, destapar la cazuela y dejar que siga hirviendo a fuego lento durante 30 minutos.

Preparar las verduras: lavar y quitar las puntas a las judías verdes, lavar el brócoli, lavar los brotes de espinacas. Poner a cocer las judías verdes al vapor durante 15 minutos y a la mitad de tiempo añadir el brócoli.

Pasar por la batidora la salsa al curry teniendo la precaución de quitar las hojas de lima.

Poner a cocer el arroz en una cazuela con agua y sal. Reservar.

En un wok o cazuela grande verter la salsa al curry, añadir las verduras, remover y calentarlas a fuego lento durante dos minutos. Añadir el pescado troceado y las gambas peladas, mezclar con delicadeza y proseguir la cocción durante otros tres minutos.

Servir el curry inmediatamente, espolvoreado con las hojas de cilantro picadas y las semillas de sésamo y acompañado de arroz.

Wok de pollo con brotes de soja

Ingredientes
100 de pechuga de pollo de corral
60 g de bulgur crudo (240g cocido)
250 g de brotes de soja
150 g de col china
½ diente de ajo triturado
1 chalota pequeña picada
1 cm de jengibre rallado
1 cebolla tierna cortada en láminas (bulbo y tallo)
8 ramitas de cilantro picado
1 cucharadita de aceite de oliva
1 cucharadita de salsa de soja
2 cucharadas de agua de coco
½ lima, sal y pimienta

Preparación
Cocer el bulgur en 2,5 veces su volumen de agua hirviendo, con sal y sin tapar, a fuego medio, durante siete minutos. Dejar que se hinche fuera del fuego otros cinco minutos. Escurrir y reservar.

Lavar los brotes de soja y escurrirlos. Lavar las hojas de col y cortarlas en tiras bastante anchas. Cortar la pechuga en trocitos.

Poner los trocitos de pollo en un wok caliente con el jengibre, la chalota y la cebolla y remover en el aceite de oliva durante 2 minutos a fuego vivo (los trozos tienen que quedar bien dorados por todas partes). Añadir el ajo, la col, la mitad de los brotes de soja y 5 cl de agua. Proseguir la cocción a fuego medio durante ocho minutos, removiendo con frecuencia.

Una vez que esté todo cocido, verter el agua de coco y la salsa de soja, salar un poco y poner bastante pimienta. Mezclar y servir el plato espolvoreando con el cilantro picado, junto con el bulgur recalentado, el resto de los brotes de soja a voluntad y la lima cortada en cuartos.

Tataki de atún
Ingredientes
100 g de atún rojo
20 g de semillas germinadas
1 puñado de rúcula
1 cucharadita de salsa de soja
1 cucharadita de vinagre de arroz
½ cucharadita de sirope de agave
1 cucharadita de aceite de oliva, sal y pimienta

Preparación
Poner a marinar el pescado con la mezcla siguiente: aceite de oliva, salsa de soja, vinagre de arroz y pimienta. Meter en la nevera durante una hora, dándole la vuelta de vez en cuando. Lavar la rúcula y mezclarla con las semillas germinadas.

Poner a calentar una sartén a fuego vivo y soasar el pescado un minuto por cada lado, ha de quedar muy rojo por dentro.

Poner el pescado en un plato, cubrirlo con ensalada y verter el resto de la marinada por encima.

Blini con salmón marinado
Ingredientes
2 cucharadas de salvado de avena
1 cucharada de requesón
1 huevo pequeño
6 ramitas de cebollino
70 g de salmón marinado
La ralladura y el zumo de ½ limón

2 cl de crema de soja bien fría
2 gotas de aceite de oliva, sal y pimienta recién molida

Preparación
Mezclar el salvado de avena con el requesón, añadir el huevo y batir con unas varillas. Añadir enseguida la mitad de las ramitas de cebollino picadas y un poco de sal y pimienta.

Poner dos gotas de aceite de oliva en una sartén y extender, calentar y poner la masa para hacer el blini. Cocer 30 minutos por cada lado.

Batir la crema de soja para hacerla más ligera y espumosa (se puede sustituir por crema fresca light con un 12% de materia grasa).

Servir el blini junto con el salmón marinado y la crema ligera, espolvoreado con la ralladura de limón, el resto del cebollino picado y pimienta recién molida.

Carpaccio de ternera de pastoreo
Ingredientes
400g de filete o de cadera de buey
½ bulbo de hinojo
4 espárragos verdes
2 cebollas tiernas
10 champiñones pequeños
1 puñado de rúcula
8 aceitunas negras deshuesadas
Aceite de oliva, flor de sal y pimienta recién molida

Preparación
Meter la carne de buey envuelta en papel film en el congelador durante dos horas. Con la carne congelada y sin el film, cortar en rodajas muy finas.

Limpiar el bulbo de hinojo y cortarlo en láminas finas. Limpiar los champiñones con un paño húmedo. Limpiar y cortar en rodajas los espárragos y dejar las puntas aparte. Cortar las cebollas en láminas finas de arriba abajo. Lavar y secar la rúcula.

En un vaso de una batidora poner las puntas de los espárragos y las aceitunas, añadir 5 cl de aceite de oliva y un poco de sal y pimienta y batir con unas cuantas pulsaciones cortas. Reservar.

Colocar las rodajas de carne de una en una en el plato, aderezar con la salsa y añadir por encima el hinojo, los espárragos y las cebollas. En el último momento cortar los champiñones en láminas finas con la mandolina directamente encima del plato y añadir la rúcula.

Pollo al horno con manzana, limón y jengibre

Ingredientes
1 pollo de corral de 1,5 kg
3 manzanas cortadas a cuartos
2 limones no tratados
3 cm de raíz de jengibre
Sal, pimienta y aceite de oliva

Preparación
Precalentar el horno a 200 ºC. Salpimentar el pollo por dentro y rellenarlo con manzanas a cuartos y medio limón, además del jengibre troceado.

Poner el pollo en una fuente de horno, untarlo con aceite de oliva, sal y pimienta. Asar el pollo en el horno, rociándolo cada cierto tiempo con su propio jugo. Al cabo de 45 minutos esparcir el resto de manzana cortada a cuartos, el resto de limón en forma de zumo y dejarlo cocer otros 45 minutos más.

POSTRES

Crepes – sin gluten–
Ingredientes
200 g de harina de castaña
125 g de azúcar moreno
25 g de mantequilla derretida
10 cl de agua con gas
1 cc de sal gruesa
Extracto de vainilla líquida
2 huevos

50 g de harina de arroz integral
50 cl de leche
2cc de harina de alforfón
Para el relleno: mantequilla, jarabe de arce y plátanos.

Elaboración

Verter en un cuenco la harina de castaña, el azúcar, la mantequilla derretida, el agua con gas, la sal, unas gotas de extracto de vainilla y los huevos batidos.

Añadirlos a la harina de arroz integral, junto a unos 10 cl de leche. Cuando la pasta adquiera una textura homogénea, incorporar poco a poco la harina de alforfón y seguir batiendo para obtener una pasta si grumos. Por último, diluir todo ello con la leche restante. Dejar reposar un poco antes de elaborar las creps.

Aparte, derretir un poco de mantequilla en una sartén, después añadir el jarabe de arce y por último el plátano cortado en rodajas. Saltear dos o tres minutos: los plátanos deben quedar blandos y la salsa, espesa y caramelizada.

Rellenar cada crep con plátano al jarabe de arce y servir de inmediato.

Plátanos al horno

Ingredientes
4 plátanos muy maduros
1 cucharada de canela molida
4 dátiles Medjool
60 g de chocolate

Preparación

Precalentar el horno a 200 °C. Cortar los plátanos por la mitad a lo largo sin llegar a los extremos de forma que se mantengan de una sola pieza. Colocar cada uno sobre un trozo de papel de aluminio suficientemente grande para envolverlos.

Espolvorear la canela en la hendidura de los plátanos. Deshuesar los dátiles, cortarlos y distribuirlos también encima de la canela. Partir el chocolate a trozos y también poner en la ranura del plátano.

Envolver cada uno de los plátanos con el papel de aluminio y hornear durante diez minutos.

Pastel de chocolate –sin gluten–
Ingredientes
100 g de mantequilla de leche cruda o 80 g de aceite de coco
200 g de chocolate negro
3 huevos
80 g de azúcar de coco
50 g de harina sin gluten

Preparación
Precalentar el horno a 200 ºC. Untar un molde de pastel de 22 a 24 cm de diámetro con mantequilla y enharinar.
Cortar la mantequilla en dados grandes y el chocolate en cuadrados. Derretirlos en un cuenco al baño maría.
Batir los huevos con el azúcar y cuando presente un aspecto homogéneo, añadir a la mezcla anterior.
Verter en el molde y dejar cocer al horno unos 15 minutos a 200 ºC. Si se quiere una textura más fondant sacar a los 12 minutos.
Desmoldar el pastel y dejar enfriar. Espolvorear con azúcar glas.

Compota de manzana
La compota se puede preparar con manzanas Golden y Reinetas peladas, cortadas y laminadas.

Preparación
Poner las manzanas junto con ralladura de limón y de jengibre a fuego lento, sin agua, durante 90 minutos, removiendo de vez en cuando.
Se puede añadir anís, canela, clavo de olor, nuez moscada y pasas de corinto.

Cremoso de chocolate
Ingredientes
240 g de chocolate negro
50 g de azúcar de coco

3 huevos
25 cl de crema de leche de coco u otra leche vegetal
Unas gotas de aroma natural de vainilla de Madagascar

Preparación
1– Calentar la crema de leche con la esencia natural de vainilla hasta llegar casi al punto de ebullición.
2– Batir bien los huevos con el azúcar y añadir la mezcla resultante a la crema caliente removiendo constantemente.
3– Calentar todo a fuego lento sin dejar de remover hasta obtener una crema espesa y consistente.
4– Retirar del fuego e incorporar el chocolate cortado a trozos, poco a poco, hasta que quede homogéneo.
5– Dejar enfriar y después conservar en el frigorífico.

Pudin de chía

Ingredientes
1 taza de leche de almendras
1 plátano maduro pelado
1 cucharada de manteca de almendra
1 cucharadita de miel o de sirope de arce
Un puñado de arándanos congelados
5 cucharadas de semillas de chía

Preparación
Triturar en una batidora de vaso la leche y la manteca de almendra, el plátano, la miel y los arándanos hasta obtener una masa homogénea y cremosa.
Verter en un vaso, añadir las semillas de chía y remover.
Tapar el vaso y dejar en el frigorífico durante una noche, o por lo menos seis horas, para que cuaje el contenido y las semillas de chía aumenten de tamaño.
Tomar tal cual o añadiendo fruta fresca y granola.

Gelatina con frutas y agar agar (receta en pág. 135)

PANES, BLINIS, BISCOTES Y MASAS

Pan de cereales

Ingredientes:
350 g de harina de alforfón
1/2 sobre de levadura sin gluten deshidratada
50 g de semillas o cereales (lino, sésamo, girasol)
1 cc de sal fina
1 cl de aceite de colza o de oliva

Preparación
1– Precalentar el horno a 180 ºC. Mezclar en un bol todos los ingredientes con 25 cl de agua para obtener una masa.
2– Poner la masa en un molde (redondo o rectangular) untado con aceite y dejar reposar de 15 a 30 minutos, hasta que la masa suba.
3– Hornear durante 45 o 50 minutos.
Truco: se le puede añadir una mezcla de semillas sin triturar o trozos de nueces o de aceitunas y queda muy sabroso.

Pan de maíz
Ingredientes
90 g de mantequilla
125 g de harina de maíz
180 g de polenta
Una pizca de azúcar de abedul
15 g de levadura sin gluten deshidratada o en polvo
2 huevos grandes
225 g de leche fermentada o semidesnatada

Preparación
1– Precalentar el horno a 180 ºC. Poner la mantequilla en un molde y derretir en el horno. Mientras, mezclar los diferentes ingredientes secos, por un lado, y los huevos y la leche, por otro.
2– Cuando la mantequilla se haya derretido retirar la fuente del horno y distribuir por toda la superficie. Dejar que se enfríe

unos minutos y luego incorporar a la leche la mantequilla derretida. Mezclar bien.

3– Verter la preparación a base de leche en los ingredientes secos y remover lo justo para que se liguen. Dejar de remover cuando la preparación adquiera una textura homogénea.

4– Poner la masa en la fuente y hornear unos 25 minutos. El pan estará listo cuando, al pinchar la hoja de un cuchillo en él, salga ligeramente brillante.

5– Servir de inmediato y conservar el resto envuelto con film transparente a temperatura ambiente.

Biscotes –sin gluten–
Ingredientes
5g de levadura sin gluten deshidratada
1 cc de azúcar de caña
10 cl de leche tibia
10 g de mantequilla
180 g de harina sin gluten
1cc de goma de guar o de goma xantana
Una pizca de sal
1 cc de aceite de oliva
1 huevo

Preparación
Precalentar el horno a 180 ºC. Mezclar en un cuenco la levadura y el azúcar con 3c de agua tibia. Dejar que la levadura crezca durante ocho minutos.

Calentar la leche a fuego lento e incorporar la mantequilla para que se derrita.

Mezclar en un cuenco la harina, la goma y la sal. Formar un volcán y verter en él la mantequilla y la leche, el aceite de oliva, el huevo y la levadura. Incorporar todo bien hasta obtener una masa homogénea. Verterla en un molde para *cake* untado con mantequilla y enharinado y cubrir con un paño húmedo.

Dejar fermentar durante una hora en un lugar caliente (sobre un radiador o al sol).

Hornear y cocer la masa durante 40 minutos. Desmoldar el pan al sacarlo del horno y dejar enfriar.

Bajar la temperatura del horno a 100 °C. Cortar rebanadas de 1 cm de grosor y colocarlas sobre una rejilla. Hornear durante unos 40 minutos vigilando la cocción. Cuando estén doradas, sacar del horno y dejar enfriar. Conservar los biscotes en una caja de galletas.

Masa de pizza –sin gluten–

Ingredientes
5 g de levadura sin gluten
1 cc de azúcar de caña
250 g de harina para pan sin gluten
1c de aceite de oliva y una pizca de sal

Preparación
Mezclar en un cuenco la levadura, el azúcar y 20 cl de agua tibia. Dejar en reposo de cinco a ocho minutos hasta que tenga espuma.

Poner la harina en una ensaladera formando un volcán y verter la levadura, la sal y el aceite de oliva, en el centro. Masar con la yema de los dedos y formar una bola de masa pegajosa.

Dejar fermentar durante una hora en un lugar caliente, cubierta con un paño húmedo.

Disponer la masa sobre una superficie de trabajo enharinada (con harina de arroz o de maíz) y extender con un rodillo para formar una o varias pizzas.

Pizza casera saludable (receta en pág. 71)

Pasta brisa – sin gluten –

Ingredientes
130 g de harina de arroz blanco o integral
50 g de harina de alforfón, de garbanzo o de maíz
1 cc de sal fina
4 cucharadas de aceite de oliva
1 yema de huevo
2 cucharadas de queso fresco o de yogur

Preparación
Poner las harinas y la sal en una ensaladera y formar un volcán.
Verter el aceite de oliva, la yema de huevo y el queso fresco o yogur en el centro. Mezclar rápidamente. Formar una bola y envolver con film transparente. Dejar reposar en el frigorífico durante 40 minutos. Extender la pasta entre dos hojas de papel sulfurizado antes de disponer en un molde para tarda untado con mantequilla.

Blinis — sin gluten —
Ingredientes
20 cl de leche
5 g de levadura de panadería sin gluten
1 cc de azúcar moreno
2 huevos
200 g de harina de pan sin gluten
1 cucharada de aceite de oliva
Para el relleno: 4 cucharadas de nata espesa o de mascarpone, ½ ramillete de cebollino, 4 lonchas de salmón ahumado, sal y pimienta.

Preparación
Calentar la leche hasta que esté tibia y verter en un cuenco. Añadir la levadura y el azúcar. Dejar reposar la levadura durante 8 minutos.
Separar las claras de huevo de las yemas en dos cuencos. Montar las claras a punto de nieve firme con una pizca de sal fina. En el otro cuenco, incorporar bien las yemas con la harina, la levadura, el aceite de oliva, un poco de agua tibia, sal y pimienta. Después, agregar las claras levantando la pasta con cuidado. Dejar la pasta en reposo durante una hora.
Preparar el relleno mezclando la nata fresca y el cebollino picado. Salpimentar.
Calentar una sartén para blinis. Verter un poco de aceite de oliva y una cucharada de pasta para cada blinis. Cuando se formen burbujas en la superficie, dar la vuelta enseguida y estar atentos a la cocción, pues es muy rápida.
Servir los blinis con el salmón y la nata con cebollino.

Creps de trigo sarraceno

Ingredientes
300 g de harina de sarraceno
200 g de harina de centeno o espelta
6g de sal gris
100 ml de aceite de girasol
100 ml de agua mineral
Todos los ingredientes deben ser de agricultura ecológica

Preparación
Triturar cuatro minutos al nº 8 en el Thermomix o en un túrmix en dos turnos.

Reposar al menos 24 h en la nevera antes de usar (se conserva 15 días).

Rectificar la textura de la masa añadiendo agua, hasta conseguir una masa fluida y ligada.

Engrasar una sartén antiadherente con aceite de girasol, bien caliente.

Verter un cucharón de masa y repartir por la sartén. Cocer tres minutos a fuego vivo la primera cara. Dar la vuelta y cocer unos dos minutos la otra a fuego vivo.

AGRADECIMIENTOS

A mi transgeneracional por la herencia tan beneficiosa que me ha trasmitido, a mis padres por su amor incondicional, a mis compañeros de vida por sus enseñanzas, a mis hermanos y cuñados por su apoyo, a mis pacientes, ya que gracias a ellos he ido evolucionando en mi aprendizaje, al equipo completo de HOMEDICAL por su entrega en el día a día y en todo momento demostrando su gran compañerismo, en especial a la Dra. Rosalaura Martínez Cuadros que ha colaborado en el libro escribiendo la Fase I de la alimentación saludable en los niños y adolescentes.

A Carme Polo, la periodista y amiga encargada de redactar el libro y que ha sabido interpretar y ordenar todo el bombardeo de información.

A los editores Jordi del Rey y Miguel Iribarren, que han apostado por mi libro para empezar, en su editorial *El grano de mostaza* con una serie de libros dedicados a la Nutrición y el Bienestar.

Y por último a mis hijas, Clara y Amelia, el amor, el motor y la alegría de mi vida.

¡¡Gracias a todos!!

BIBLIOGRAFÍA Y BUENAS RECOMENDACIONES

Barrionuevo, Edgar (2016). *Alimentación para deportistas. Pautas nutricionales para gente activa.* Barcelona, Editorial Amat.

Men's Health (2014). *El gran libro de la nutrición.* Barcelona, Editorial Amat.

Knudsen, Lene (2017). *La clave está en la digestión.* Barcelona, Grijalbo.

Baras, Victoria (2015). *Antiaging natural.* Barcelona. RBA

Lorente Valls, Sebas (2015). *8 días levantándome de #BuenHumor.* Alienta Editorial.

Curso **Mindfuleating–alimentación–consciente.com.**

Aparato par alcalinizar el agua: **Kangen.**

Cocina saludable: **Nuria Roura, Montse Bradfort, Bernard Benbassat.**

En **www.planetdiet.net:** cremas, sopas, caldos depurativos macrobióticos altos en proteínas vegetales.

Plan dieta macrobiótica: **www.dietabbg.com.**

Recuperación y entrenamiento alta intensidad: IN20MINUTS **www.metododrcanovas.com.**

Direcciones para ayunos:
Mi ayuno **www.miayuno.es.**
Ayuno y salud en **www.purecorpore.com.**
Ayunos urbanos: **Lidia Blanquez** de **Biosalud.**
Método Ankshu: **David Berniger.**

Programas de salud y bienestar especialistas en alimentación macrobiótica: **Clínica Buchinger en Marbella / www.shawellnessclinic.com.**